Le sel

un tueur caché

Éditions Favre SA
Siège social
29, rue de Bourg – CH-1002 Lausanne
Tél. : +41 (0) 21 312 17 17 – Fax : +41 (0) 21 320 50 59
lausanne@editionsfavre.com

Bureau de Paris
12, rue Duguay-Trouin – F-75006 Paris
Tél. : +33 (0)1 42 22 01 90
paris@editionsfavre.com

Dépôt légal en Suisse en janvier 2009
Tous droits réservés pour tous pays. Toute reproduction
même partielle, par tous procédés, y compris la photocopie, est interdite.

Couverture : MGraphic, J.-P. Piantanida
Mise en pages : Marie-Hélène Marquis

ISBN : 978-2-8289-1031-0

© 2009, Éditions Favre SA, Lausanne

Pierre Meneton

Avec la collaboration de
Emmanuel Haymann

W0285605

Le sel

un tueur caché

FAVRE

Avant-propos

On m'a traîné sur le banc des accusés, on a placé ma ligne téléphonique sur écoute, on a réclamé à ma hiérarchie des mesures de rétorsion à mon égard…

La raison ? Chercheur à l'Institut national de la santé et de la recherche médicale, j'essaie avec quelques autres de dénoncer un problème insidieux qui tue dans nos pays en se présentant sous les atours innocents d'un condiment apprécié : le sel ! Il rehausse sans doute les goûts des aliments, il cache certainement les déficiences d'une cuisine mal embouchée, mais – pris en excès – il provoque, lentement, d'irréversibles ravages dans l'organisme.

Le dossier du sel est lourd, les preuves sont accablantes. Depuis plusieurs décennies, des études concordantes établissent les liens étroits entre l'abus de sel, l'hypertension et les maladies cardiovasculaires, entre l'abus de sel, l'ostéoporose et les calculs rénaux, entre l'abus de sel et certains cancers.

Certes, il existe d'autres habitudes mortelles. Le tabac et l'alcool, par exemple. Mais un fumeur prévenu peut arrêter de fumer, il peut éventuellement décider d'abandonner sa cigarette. Le buveur averti peut, avec ou sans l'aide d'un tiers, renoncer à la bouteille. Quels que soient leurs choix, le fumeur et l'alcoolique restent plus ou moins maîtres de leurs prises de risques.

Il en va tout autrement de l'excès de sel qui est, généralement, un tueur masqué. Car le sel se dissimule partout. Il est dans le pain que vous mangez, dans les plats préparés que vous faites tourner au micro-

onde, dans les gâteaux sucrés que vous offrez au moment du dessert, dans les barres chocolatées que vous grignotez... Le sel que l'on ajoute soi-même en secouant la salière ne représente qu'une part minoritaire du sel ingéré.

C'est dire la difficulté d'échapper au problème !

Le secteur de l'agroalimentaire, et notamment certains producteurs de sel, s'agitent beaucoup pour cacher ces évidences. Ils préfèrent ignorer, ne pas savoir, contester les études les plus convaincantes, désinformer, faire pression sur les pouvoirs publics pour retarder la prise de mesures contraignantes...

Mes collègues et moi-même tentons de remplir au mieux la fonction qui est la nôtre au sein d'un Institut public dont la mission principale est « d'être au service de la santé de tous et de contribuer, par la recherche, à mieux connaître et à améliorer la santé de l'homme ». Nous essayons de faire remarquer que chaque fois qu'un groupe de scientifiques s'est réuni de manière indépendante à travers le monde, la conclusion a toujours été la même : l'excès de sel est dangereux pour la santé, les populations humaines consomment beaucoup trop de sel, il faut donc en réduire la consommation.

Que les intérêts économiques concernés se défendent, quoi de moins étonnant ? Mais que font les pouvoirs publics devant cette prise de conscience de l'existence d'un problème majeur de santé publique ? Rien ou presque rien. Pourquoi ? Parce que le secteur agroalimentaire est puissant, il draine des milliards d'euros, et l'économie prime toujours sur la santé des foules.

Ce livre se veut un témoignage sur les observations faites par un scientifique qui est aussi un consommateur victime, comme les autres, de l'excès de sel. J'espère qu'il fournira des éléments à ceux et celles qui en ont assez que l'on décide pour eux et qui souhaiteraient essayer de changer l'état des choses. L'erreur serait d'attendre que le Ministère de la santé, théoriquement mandaté pour promouvoir la santé de la population, fasse son travail. Comme l'écrit le chef de cabinet de Mme Roselyne

Bachelot-Narquin dans une lettre datée du 13 février 2008 : « La réduction de la consommation en sel est (…) un enjeu majeur pour la santé publique car elle intervient sur la réduction de la prévalence de l'hypertension artérielle, facteur majeur en cause dans la survenue de pathologies cardiovasculaires. (…) Toute la stratégie est orientée (…) vers une démarche volontaire des acteurs économiques de réduire la quantité de sel dans les préparations industrielles ou artisanales »…

Pierre Meneton

Première partie :

Un lourd passé et un pesant présent

Le sel ? Un minéral naturellement présent dans les aliments, un condiment utilisé en excès, mais aussi une longue et tumultueuse histoire…

I

Pourquoi tout ce sel ?

Au Sénégal, vers le milieu du XVe siècle, on pensait qu'en temps de grandes chaleurs le sel permettait au sang de ne pas « se corrompre ni de se putréfier ». L'intérêt pour le sel était déjà bien là, il a toujours provoqué une vive curiosité… Pourtant, il a fallu attendre 1810 pour définir scientifiquement le condiment. Et cette découverte valut à son auteur, le physicien et chimiste britannique Humphry Davy, le titre de baronnet octroyé par le roi George IV.

Humphry Davy, touche-à-tout de la science, était né en 1778. Orphelin de père, il avait été placé par sa mère comme préparateur dans une pharmacie, et c'est dans la sombre officine de son patron que se déploya sa vocation scientifique. Il s'intéressa à la chaleur et à la lumière, puis à la respiration des plantes marines et à leur action sur l'eau. Entré dans l'institution du docteur Thomas Beddoes, médecin alors fort réputé, il mit en évidence l'action hilarante du protoxyde d'azote et fit sur lui-même une série d'expériences relatives aux actions physiologiques de la vapeur du charbon. Nommé membre de la Société royale et secrétaire, il construisit, en 1801, une pile efficace dans laquelle un seul métal alternait avec deux liquides. Un peu plus tard, il donna les premiers exemples de décompositions chimiques par une pile, enfin il formula l'hypothèse audacieuse selon laquelle l'affinité chimique n'est autre que l'énergie des pouvoirs électriques opposés, puis enfin, il décomposa la potasse et la soude et obtint deux nouveaux métaux aux étonnantes propriétés. Il leur donna les noms de potassium et sodium…

– Le potassium : terme forgé à partir de l'anglais *potash* de *pot ashes* c'est-à-dire « pot à cendres », métal alcalin mou, blanc et bleuté que l'on trouve en faible quantité dans l'eau de mer et dans de nombreux minéraux.

– Le sodium : terme forgé à partir du latin *sodanum*, qui désignait au Moyen-Âge un traitement des maux de tête par un composé de ce qui sera le sodium, métal alcalin mou et argenté. On le trouve également dans de nombreux minéraux et dans l'eau de mer en grande quantité.

Le sel, c'est quoi ?

D'une part, le sel est indispensable à notre organisme. D'autre part, un excès est dangereux. Alors, le sel : ami ou ennemi ? Observons de plus près…

À l'état solide, le sel est constitué de petits cristaux durs et solides de dimension inférieure à un millimètre au goût âpre, mais incolore et inodore, qui se dissout dans tous les liquides aqueux. Chimiquement c'est essentiellement du chlorure de sodium formé par l'association d'un ion sodium et d'un ion chlore (formule NaCl), mais il renferme aussi un mélange de chlorure de potassium, de magnésium, de sulfate de calcium, d'iode et de microparticules organiques.

On le trouve abondamment dans la nature sous plusieurs formes :

– Le sel marin, récolté dans les marais salants ou les salines. L'eau de mer en renferme 27 grammes par litre en moyenne sous forme dissoute.

– Le sel gemme exploité dans les mines, issu d'anciens dépôts marins.

– Le sel igné, obtenu en chauffant l'eau des sources salées.

Le sel est également présent dans les organismes vivants sous forme dissoute, c'est-à-dire dissocié en ions sodium et chlore, en quantité plutôt appréciable chez les animaux, beaucoup moins chez les végétaux. Chez les animaux, le sel se localise principalement dans le milieu extracellulaire qui est généralement perdu lorsque l'animal est tué et au cours de la préparation de la viande ou du poisson. Les aliments contiennent donc du sel mais en très petite quantité, même lorsqu'il s'agit de produits animaux.

Des sels et de leurs usages

Chaque sel, car il en existe de différentes qualités, correspond à un usage plus ou moins spécialisé.

Les impuretés du sel gemme, simplement concassé au sortir de la mine ou du sel thermique, sous-produit de l'extraction de la potasse, destinent ces productions prioritairement au déneigement ou au déglaçage.

En revanche, le coût plus élevé du sel raffiné exclut une telle utilisation et l'oriente vers l'alimentation – en raison de son prix – ou vers la chimie – pour sa pureté.

Le sel marin reste, lui, un sel non spécialisé et destiné à tous les usages. C'est celui-là que l'on donne aux bovidés de la ferme sous forme de pierre à lécher…

Aujourd'hui, la consommation alimentaire de sel ne représente qu'une faible partie de la production de sel des pays industrialisés. Le sel répandu sur les routes françaises équivaut à lui seul à près d'un million de tonnes par an, utilisation extrêmement conjoncturelle, il est vrai : selon la rigueur ou la douceur de l'hiver, le sel apparaît plus ou moins nécessaire. Et le réchauffement climatique ne va pas pousser à une augmentation de cet usage.

Le sel peut aussi servir à l'adoucissement des eaux, ce qui le rend fort utile pour éliminer les éléments incrustés et le tartre. Cette fonction est également utilisée dans nos habitations pour les adoucisseurs domestiques et les lave-vaisselle. Les industriels utilisent également le sel dans de nombreux traitements destinés à éviter un dépôt de calcaire dans les conduits. Plus surprenant, on « décalcarise », on enlève le calcaire, des jus de betteraves sucrés pour obtenir un meilleur rendement en sucre !

Le sel est également utilisé pour la conservation des cuirs et peaux par une déshydratation destinée à empêcher la prolifération bactérienne et la putréfaction, il sert à la trempe des métaux, à l'affinage de l'aluminium, à la galvanoplastie, au vernissage des grès et céramiques, au compactage des chaussées, à la fabrication d'explosifs…

Nombreux usages, car nombreuses propriétés… Le sel réduit la température de congélation de l'eau, évite la fermentation du foin, agit comme un exhausteur de goût, conserve les aliments, emprisonne l'eau dans les aliments. De plus, la substance provoque une accoutumance et fait boire : lorsque trop de sel est consommé, sa concentration dans les cellules et dans le liquide extracellulaire augmente, ce qui stimule la soif pour permettre une dilution de cette concentration malvenue. Ces caractéristiques expliquent la large utilisation du sel dans le secteur agroalimentaire.

Les beaux atours du sel

Le sel est utilisé dans toutes les populations industrialisées et urbanisées. Toutefois, les usages peuvent légèrement varier d'un pays à l'autre en fonction des pratiques culturelles, des régimes alimentaires, de l'économie, des méthodes d'élevage et, bien sûr, des époques.

Aujourd'hui, le sel prend des allures de diva pour s'inviter sur les tables distinguées. Il y a peu encore, on ne connaissait en cette matière que le sel de Guérande ou de Noirmoutier, qui se distinguaient du vulgaire sel par une réputation qui faisait se pâmer d'aise les maîtresses de maison soucieuses d'agrémenter leur repas d'une pincée d'élégance.

Maintenant, pour être dans le ton, votre salière doit contenir des cristaux venus d'Inde ou du désert du Kalahari, au minimum. Et bien sûr, le blanc fait horriblement banal, le sel se fait rose, bleu ou noir, il doit se débiter en flocons légers qui craquent sous la dent, et peut être aromatisé à la truffe, au thé, au gingembre… Mais la star des stars reste le sel de l'Himalaya dont les producteurs assurent qu'il est vieux de deux cent cinquante millions d'années et contient quatre-vingt-quatre éléments susceptibles de réveiller nos papilles gustatives et de maintenir notre bonne forme, comme le calcium, le magnésium, le potassium… N'empêche que ce sel-là, comme les autres, est formé de 98 % de chlorure de sodium: « Les autres éléments sont donc présents en quantités si infimes qu'ils contribuent de manière négligeable à notre apport journalier en minéraux », souligne Muriel Jacquet, de la Société suisse de nutrition.

Bien sûr, vous aurez à payer le prix de l'exotisme et de l'excentricité: l'addition sera parfois trois cent cinquante fois plus lourde que celle d'un sel courant… Mais enfin, vous aurez un peu de rêve à portée de main. Ce sel aux habits neufs semble d'ailleurs relancer la vente au détail. Dans certains magasins de grande distribution, les chefs de rayon confient vendre aujourd'hui dix fois plus de sel qu'il y a dix ans.

À quoi ça sert?

Le sel est un minéral essentiel à la survie des animaux. L'ingestion du sel naturellement présent dans les aliments répond à une nécessité biologique. Le sel n'étant pas un élément pouvant être synthétisé par l'organisme, sa consommation régulière est nécessaire pour compenser les pertes journalières dans l'urine, les fèces et la sueur. Un apport suffisant en sel est indispensable au bon fonctionnement physiologique du corps humain, car sous forme d'ions, il préserve l'équilibre de la cellule et participe aux flux de matières entre les cellules. La présence de sodium permet aux cellules d'absorber les nutriments, d'éliminer les déchets, assure la conduction de l'influx nerveux et maintient l'équilibre des échanges liquides entre les milieux intracellulaire et extracellulaire. Quant au chlore, il suit passivement le sodium de façon à assurer à tout instant l'équilibre électrique des milieux biologiques.

Le sel est également un vecteur d'iode, élément nécessaire au développement du cerveau et à la glande thyroïde pour la sécrétion des hormones thyroïdiennes. Compte tenu des troubles liés aux carences d'iode, surtout pour les enfants, les femmes enceintes et celles qui allaitent, le sel de table est enrichi en iode en Suisse depuis 1922 et en France depuis 1952. Car les sources d'iode sont limitées et se réduisent essentiellement aux poissons, aux fruits de mer et aux produits laitiers.

Le sel a également une action bactéricide. C'est pourquoi, pendant longtemps, le sel est resté un moyen efficace de conservation des aliments. Aujourd'hui les méthodes de conservation (par la chaleur, le froid, ou l'utilisation d'additifs conservateurs) permettent de diminuer les quantités de sel utilisées.

Enfin, en usage externe, le sel peut être utilisé comme un puissant antiseptique.

Comment ça marche ?

Le sel est présent en grande quantité dans le liquide interstitiel extracellulaire, c'est-à-dire le liquide dans lequel vivent les cellules, ainsi que dans les os. L'organisme humain, qui en contient environ 300 grammes, a mis en place au moins deux systèmes de contrôle et de régulation de cette quantité de sel. Le premier mécanisme se trouve dans le cerveau et veille à stimuler l'appétit pour le sel en cas de déficit important. Le second, dans les reins, ajuste l'élimination de sel par les urines en fonction des apports alimentaires.

La fonction principale du sel dans l'organisme est de retenir l'eau, il permet ainsi à notre corps de conserver ce précieux composant qui représente 55 à 70 % de notre poids. Le sel assure ainsi une bonne hydratation de notre machine corporelle : les reins, qui font office de filtres, permettent de maintenir une concentration suffisante de sel pour conserver une quantité d'eau constante dans les tissus.

Le sel agit sur la pression osmotique pour déterminer les flux d'eau entre les divers compartiments de l'organisme. Cela signifie qu'il intervient de manière prépondérante dans le contrôle de la pression et du volume de la solution aqueuse dans laquelle baignent les cellules, y compris le sang.

Bref, le sel est indispensable à la vie. La carence peut entraîner des pertes de connaissance, de la fatigue musculaire, des crampes, de l'insomnie, de la déshydratation et de l'hypotension. Par exemple, chez l'athlète ou le mineur de fond, après un effort prolongé avec transpiration et par fortes chaleurs.

À l'inverse, et beaucoup plus fréquemment que son manque, l'abus chronique de sel, ajouté systématiquement dans ou sur les aliments, est un facteur déclenchant ou aggravant de plusieurs pathologies comme l'hypertension, les infarctus du myocarde, les attaques cérébrales, les insuffisances rénales et cardiaques. Par ailleurs un apport excessif de sel augmente l'élimination urinaire du calcium, favorisant une réduction de la masse osseuse et un risque de fracture ainsi que la formation de calculs rénaux. Marcel Proust l'avait déjà noté en 1913 dans *Du côté de chez Swann* : « Pour calmer l'agitation de son patient, Cottard lui conseilla de boire beaucoup de lait. Cependant les innombrables soupes au lait n'eurent aucun effet car ma grand-mère y ajoutait beaucoup de sel et en ce temps-là les gens ne connaissaient pas les effets nocifs de cette habitude »...

L'abus chronique de sel est quasi généralisé dans nos sociétés industrialisées.

En France, comme dans tous les pays industrialisés, la consommation moyenne de sel est au moins quatre à cinq fois trop importante. L'apport physiologique idéal est inférieur à 2 grammes par jour, soit la quantité de sel apporté journellement par une alimentation à base de produits naturels, sans sel ajouté.

Apport journalier en sel

Quels sont actuellement les chiffres de la consommation alimentaire de sel dans le monde ? Les estimations obtenues à partir de l'excrétion urinaire de vingt-quatre heures indiquent que la majorité des pays industrialisés (Finlande, Suède, Danemark, Belgique, Allemagne, Angleterre, États-Unis, Canada, Japon, Nouvelle-Zélande, Australie) ont des consommations moyennes de l'ordre de 8 à 10 grammes par jour.

La consommation dans les autres pays (Polynésie, Nouvelle-Guinée, Corée, Inde, Iran, Kenya, Botswana, Mexique, Afrique du Sud) est très variable : de moins de 1 gramme dans les populations respectant le modèle traditionnel à des valeurs proches de celles des pays industrialisés dans les grands centres urbains. Malgré cela, la consommation moyenne de sel dans les pays pauvres est en général plus faible (aux alentours de 6 grammes par jour) que dans les pays industrialisés, mais en augmentation suite à l'adoption du mode de vie occidental.

En France, les dernières enquêtes nationales montrent que la consommation journalière de sel est d'environ 8,5 grammes chez les adultes et 6,9 grammes chez les enfants. Chez ces derniers, les consommations relevées dès l'âge de 3 ans sont très élevées chez une fraction non négligeable d'entre eux (jusqu'à 12 grammes par jour). Il faut se souvenir que ces moyennes recouvrent une large dispersion interindividuelle au sein de la population, allant d'environ 2 grammes à plus de 20 grammes quotidiens, avec une disparité entre les sexes, les femmes ingérant moins de sel que les hommes, même en tenant compte de la différence de poids et de quantité de nourriture ingérée.

Dans le tableau ci-dessous, la courbe du bas représente la consommation optimale de sel en fonction de l'âge alors que la courbe du haut traduit la consommation moyenne observée dans la population française. On constate que ces deux lignes s'éloignent tout au long de l'existence.

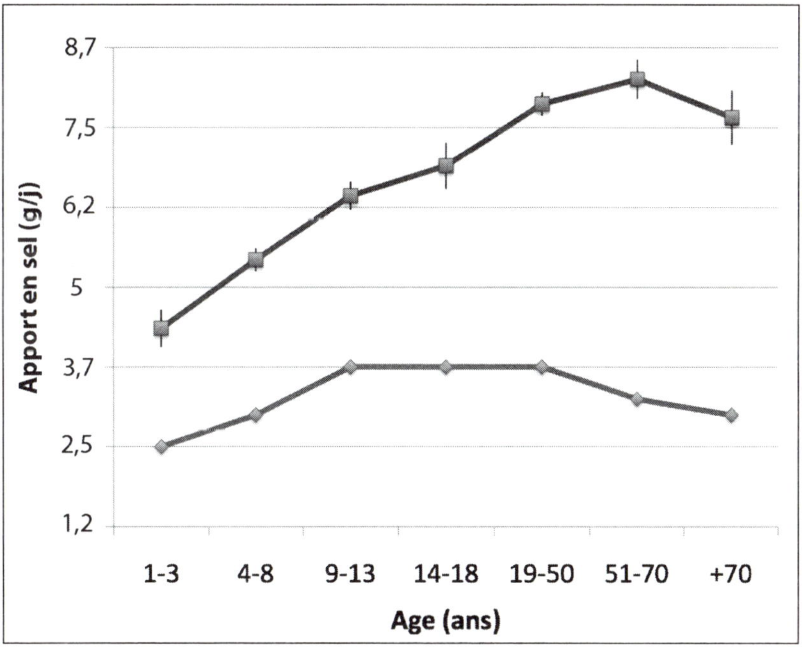

L'étendue du problème

En hiver, lorsque la neige bloque la circulation, les services de la voirie jettent sur les routes de grandes quantités de sel. La neige fond alors, mais au printemps on constate souvent d'importants dégâts sur le macadam et encore plus sur la végétation et la faune alentour. L'utilisation du sel provoque sur la durée des dégradations irrémédiables aux écosystèmes.

Dans notre corps et dans celui des animaux de compagnie que nous faisons profiter de nos recettes culinaires, l'abus de sel entraîne aussi des détériorations irréversibles sur le long terme.

Récemment encore, un régime à faible teneur en sel était l'exclusivité des personnes souffrant d'hypertension, c'est-à-dire des malades. La jeunesse, en particulier, ne se voyait l'objet d'aucune recommandation visant à prévenir le développement des maladies liées à l'excès de sel. Pourtant George Pickering le mentionnait dès les années 70 : « Une population doit s'appréhender comme une seule entité, car entre les extrêmes (« les malades ») et la majorité (« les gens normaux ») il y a une continuité. »

L'abus de sel représente un danger pour l'ensemble de la population, quel que soit l'âge. Tout le monde est concerné.

Faut-il préciser que nous n'avons le plus souvent aucune notion de la quantité de sel consommée ? Les trois quarts de cet apport, voire plus, proviennent du sel incorporé dans les aliments transformés et, généralement, aucune information n'est fournie aux consommateurs à ce sujet : on peut ainsi se retrouver en overdose à son insu. Ce qui est le cas actuellement de la quasi-totalité de la population.

En définitive, le traditionnel sel de table, que l'on serait tenté d'incriminer en premier lieu, n'est que la partie émergée de l'iceberg, le reste échappant totalement à notre contrôle. En dépit des avertissements lancés et des informations diffusées, la consommation de sel n'a globalement cessé d'augmenter depuis les années 70 à cause de la généralisation de l'offre en aliments transformés et en plats prêts à consommer. Depuis la fin des années 90, les consommations moyennes de sel ont tendance à plafonner dans les pays industrialisés mais continuent d'augmenter dans les pays pauvres. Le sel que nous avalons vient de plusieurs sources et dépend des habitudes culturelles et alimentaires. Des études ont été menées et l'on peut déterminer, sur la quantité totale de sel avalé, le pourcentage revenant à chaque denrée, qui va dépendre à la fois de la teneur en sel de la denrée et de la quantité de denrée ingérée chaque jour. En France, en Suisse et aux États-Unis, les résultats, bien que globalement similaires, marquent quelques dissemblances à partir desquelles le consommateur peut tenter d'agir sur le sel en excès…

Dans les tableaux ci-dessous, les contributions à l'apport journalier en sodium de chaque catégorie de denrées alimentaires ont été calculées selon les consommations moyennes de la population. Elles sont exprimées en pourcentage des doses journalières de sodium effectivement ingérées. Les tableaux ne rapportent pas exactement les mêmes catégories de denrées à cause des méthodes d'enquêtes différentes d'un pays à l'autre. Le total des pourcentages n'est pas égal à cent pour cent, soit en raison des arrondis, soit pour cause de prises de sodium ne figurant pas dans cette nomenclature.

Pour la France

Type de denrées	Sodium	
	Adultes	Enfants
Sel ajouté[1]	10	10
Boissons[2]	0,7	0,6
Pain	24,2	15,7
Céréales petit-déjeuner	5,2	7,5
Céréales[3]	0,1	0,1
Fromages	9,2	7,0
Conserves et surgelés[4]	10,5	11,6
Viande de porc	13,6	13,3
Produits laitiers[5]	3,4	6,6
Œufs	2,2	2,1
Fast foods[6]	7,1	6,8
Graisses[7]	0,2	0,2
Poissons et fruits de mer	3,4	3,1
Fruits[8]	0,2	0,2
Thé et café	0,2	0,7
Viande[9]	2,7	2,7
Pâtisseries et produits sucrés[10]	8,5	15,8
Assaisonnements et sauces	3,1	2,6
Soupes	17,9	13,3
Légumes[11]	3,4	4,2

1. Sel ajouté par le consommateur, sur la table ou à la cuisine.
2. Boissons alcoolisées, boissons gazeuses, jus de fruits.
3. Pâtes, riz, semoule et autres céréales.
4. Mets avec peu ou pas de préparation, surgelés, conserves, aliments préemballés à réchauffer.
5. Lait et yaourts.
6. Sandwiches, hamburgers, pizzas, quiches, tartes salées.
7. Beurre, margarines, huiles, graisses.
8. Fruits frais et secs, noix, confitures, compotes.
9. Bœuf, agneau, porc, volaille, abats.
10. Gâteaux, croissants, biscuits, sucre, chocolats et desserts sucrés.
11. Tous les légumes mais aussi pommes de terre et légumes secs.

Pour la Suisse

Type de denrées	Sodium	
	Hommes	Femmes
Sel ajouté[1]	41	35
Pain	17	17
Céréales petit-déjeuner	1	1
Féculents	1	1
Fromages	11	10
Conserves et surgelés	5	5
Viande et œufs	8	7
Lait	1	1
Autres produits laitiers	1	2
Boissons alcoolisées	1	1

Graisses[2]	1	1
Poissons et fruits de mer	3	4
Fruits[3]	1	1
Thé et café	1	1
Boissons alcoolisées	1	1
Pâtisseries et produits sucrés[4]	3	2
Assaisonnements et sauces	3	5
Soupes	6	9
Légumes[5]	2	2

1. Sel ajouté par le consommateur, sur la table ou à la cuisine.
2. Beurre, margarines, huiles, graisses.
3. Fruits frais et secs, noix, confitures, compotes.
4. Gâteaux, croissants, biscuits, sucre, chocolats et desserts sucrés.
5. Tous les légumes mais aussi pommes de terre et légumes secs.

Pour les États-Unis

Type de denrées	Sodium	
	Adultes	Enfants
Sel ajouté[1]	15	15
Pain	14	11
Charcuteries	10	8
Pizza	2	4
Fromages	6	3

Pommes de terre	5	4
Viande et œufs	8	7
Lait	4	3
Pâtes	4	6
Viande hachée	3	4
Viande solide	2	0
Pâtisseries et produits sucrés	4	2
Soupes	7	6

1. Sel ajouté par le consommateur, sur la table ou à la cuisine.

Une histoire de gros sous

Ce n'est donc pas la salière qui est à mettre au banc des accusés puisque la plus grande partie du sel que nous avalons est incorporé dans les aliments par le secteur agroalimentaire, le plus souvent à notre insu, puisqu'il n'est pas obligatoire d'indiquer sur l'étiquette la présence de sel. Et lorsque cette information figure, elle est le plus souvent exprimée en sodium, ce qui minimise de 250 % la quantité réelle de sel !

Du sel caché, on en trouve partout, dans les biscuits sucrés, les soupes, les sodas, le pain, les plats cuisinés, les produits sucrés... Les quantités ajoutées sont parfois astronomiques et quand elles le sont moins, la quantité d'aliment ingérée se charge de faire monter l'addition !

Parce que le sel ajouté dans l'alimentation agit comme un puissant moteur de consommation. Il y a d'abord un effet d'accoutumance. Lorsque l'on commence à puiser dans un sachet de biscuits salés, on a beaucoup de mal à s'en dépêtrer, c'est « le syndrome du biscuit apéritif». Plus on consomme de produits salés, plus on est accro au sel!

Le sel exerce plusieurs effets gustatifs, c'est un exhausteur de goût bon marché, souvent un cache-misère, en fait; car lorsqu'un aliment est bon, rien n'est à ajouter. Ensuite, le sel rehausse les saveurs sucrées et inhibe les saveurs amères. En conséquence, il est utilisé dans tous les produits sucrés comme les gâteaux, les glaces, le chocolat, les confitures…

Un autre aspect, purement technologique, se montre particulièrement intéressant sur le plan économique: lorsque l'on ajoute du sel dans n'importe quel produit hydraté – poissons, fromage, viande, charcuteries – on piège de l'eau dans le produit. Un peu de sel, dont le coût financier est dérisoire, permet ainsi d'augmenter le poids des produits et d'augmenter le chiffre d'affaire… Puisque la plupart de ces aliments sont vendus après être passés sur la balance, le secteur accroît par ce moyen son chiffre d'affaires de presque dix pour cent, même si le sel n'est pas l'unique agent utilisé pour accomplir ce tour de passe-passe.

Mais l'aspect économique le plus décisif touche une autre sphère: la consommation de boissons. Plus on mange salé et plus on a soif, effet observé chez tous les mammifères terrestres. Pour l'homme, cet effet a été quantifié:

En sus du sel contenu naturellement dans l'alimentation, le sel ajouté fait consommer environ un demi-litre de liquide en plus par personne et par jour, toutes boissons confondues, eau, soda, bière…

De quoi faire trembler les géants de l'agroalimentaire, surtout ceux qui dominent le marché mondial de l'eau en bouteille et ses quatre-vingt-neuf milliards de litres consommés chaque année pour vingt-huit milliards d'euros. Les fabricants de sodas, dont les ventes pèsent environ cent trente-cinq milliards d'euros en Europe uniquement, ont aussi beaucoup à perdre d'une diminution de la teneur en sel des aliments transformés. Sans oublier les alcooliers avec leurs bières, vins et autres ersatz… À cause de cet effet sur la soif, dans un pays comme la France, une réduction de trente pour cent des apports en sel entraînerait un manque à gagner de plus de six milliards d'euros par an pour le secteur agroalimentaire.

Tout cela n'est pas une invention récente, toute l'histoire du sel et de nos habitudes alimentaires reste marquée par la consommation du sel. En 1726, Jonathan Swift écrivait déjà dans ses célèbres *Voyages de Gulliver* : « Je fus d'abord en grand manque de sel ; mais l'habitude bientôt fit disparaître ce besoin ; et je suis sûr que l'utilisation fréquente du sel que nous faisons est un effet du luxe, et fut introduite au début seulement comme un moyen de nous faire boire… »

Presque trois siècles plus tard, le problème reste entier… Et cet enjeu financier colossal explique vraisemblablement pourquoi aucun gouvernement dans le monde n'a fait l'effort de mettre en place une véritable politique de prévention de santé publique dans ce domaine, comme dans les autres d'ailleurs. Les recommandations de diminuer l'ingestion de sel sont aujourd'hui relayées par les pouvoirs publics eux-mêmes, mais aucune loi ou réglementation n'a encore été votée dans le monde. La santé publique, malgré les discours, s'efface devant les intérêts économiques.

Que reproche-t-on au sel ?

Plus exactement, que reproche-t-on au sel en trop grande quantité ? De favoriser la survenue de plusieurs maladies aux conséquences dramatiques. Les populations culturellement peu enclines à une forte consommation de sel (pas plus de 3 grammes par jour) ne présentent pas d'augmentation de pression artérielle avec l'âge, et les maladies cardiovasculaires y sont rares. En revanche, les sociétés gloutonnes en sel comme les nôtres voient augmenter la pression artérielle et la fréquence des accidents vasculaires cérébraux, les vaisseaux du cerveau se bouchent ou se percent, empêchant le sang de circuler.

Une diminution modique de l'apport en sel de 3 grammes par jour provoque une baisse significative de la fréquence de l'hypertension.

Dans les pays grands consommateurs de sel, la médecine a essayé de trouver des moyens pour lutter contre l'hypertension artérielle. Elle a mis au point divers médicaments antihypertenseurs, premier poste des remèdes remboursés par les assurances maladie avec plus de 10 millions de personnes actuellement traitées en France. Mais les résultats ne sont pas toujours au rendez-vous, sans compter les effets indésirables pour la santé de certains de ces médicaments...

La moitié seulement des hypertendus voient leur trouble diagnostiqué. Même si les trois quarts des malades « repérés » sont pris en charge médicalement, les résultats ne sont pas toujours à la hauteur des espérances : la pression artérielle est loin de revenir à la normale pour tous les patients traités. Rien ne change donc vraiment pour un grand nombre de personnes : sans baisse de la consommation de sel, elles conservent une pression artérielle trop élevée et se trouvent, du coup, exposées à un risque cardiovasculaire majoré.

Autre maladie inquiétante dont un des coupables serait l'excès de sel : l'ostéoporose, fragilité des os qui se cassent alors facilement lors d'une chute. Une consommation élevée de sel entraîne une perte proportionnelle de calcium éliminé dans l'urine. Le calcium est un minéral apporté par l'alimentation et qui se trouve localisé à 99 % dans les os. Toute perte de calcium provoque donc une répercussion immédiate sur la solidité osseuse. Cet effet se révèle d'autant plus marqué que l'apport en calcium – contenu dans le lait, certaines eaux minérales, dans les fruits et les légumes – est généralement faible dans les pays industrialisés et ne permet pas de compenser les fuites urinaires de calcium.

Par ailleurs, la présence de fortes concentrations de calcium dans l'urine liées à un apport excessif en sel favorise la formation des calculs rénaux qui, en bouchant les voies urinaires, vont provoquer des douleurs insupportables...

Comment s'en débarrasser ?

Les tableaux précédents laissent pantois. La plupart du sel ingéré est celui ajouté à notre insu par le secteur agroalimentaire, multipliant par 10, 20 ou 50 fois les teneurs naturelles en sel des aliments, sans que l'on puisse faire quoi que ce soit. Certes, manger du pain moins salé si vous en trouvez et limiter la consommation des plats préparés par l'industrie agroalimentaire permettrait de réduire un tant soit peu l'apport journalier en sel, mais la marge de manœuvre est étroite. Depuis environ trente ans, les pays industrialisés sont entrés dans une consommation de masse de produits transformés, rapidement consommables, part qui atteint, en France, 41 % du budget consacré à l'alimentation dans chaque ménage.

De fait, la seule solution réaliste dépend du secteur agroalimentaire qui doit être amené, d'une manière ou d'une autre, à limiter le sel ajouté dans ses produits.

La limitation des teneurs en sel dans les aliments devrait être une revendication forte des consommateurs afin d'inciter les pouvoirs publics à mettre en place une législation.

Connaissant la motivation première d'une entreprise qui ne raisonne pas autrement qu'en termes de profit, et comme le démontrent les expériences passées du plomb, du tabac ou de l'amiante, il est peu probable que le secteur alimentaire décide spontanément de renoncer à l'utilisation d'un ingrédient qui est un puissant moteur de consommation. Seule une législation limitant les teneurs en sel dans les aliments pourrait être susceptible de nous fournir, un jour, dans nos assiettes, des plats moins ravageurs pour notre santé. Devrons-nous aussi changer nos goûts et nos habitudes ? Oui, mais ce n'est pas très difficile…

Une histoire de papilles

Le problème commence très tôt. Chez tous les mammifères terrestres, le lait maternel, qui forme l'essentiel de l'alimentation pendant les premiers mois de la vie postnatale, ne contient que des traces de sel (à peu près 0,5 gramme par litre dans le cas du lait humain) comme tous les aliments naturels. Dans nos pays, dès que le bébé n'est plus nourri au sein maternel, en moyenne à l'âge de trois mois, il passe à une alimentation diversifiée, petits pots et autres denrées présentées par les parents. La consommation de sel dépasse alors vite les très faibles besoins physiologiques de l'enfant.

À la fin de la première année, la consommation de sel est passée à 2 ou 3 grammes et cette consommation augmente encore par la suite… Parmi les petits de 3 à 10 ans, 4 à 5 % consomment plus de 12 grammes de sel quotidien ! Et cela se perpétue ensuite tout au long de la vie.

Comment en vient-on à cette démesure ? En rendant le bébé accro au sel, alors que cette perception ne correspond à rien de naturel. On connaît les récepteurs sur la langue qui procurent la sensation salée. Dans la bouche, en solution aqueuse, ce sont les ions sodium qui procurent la saveur. Par rapport aux autres types de goût, le sucré, l'amer, l'acide, le salé n'est pas inné. Si le bébé apprécie le sucré et reconnaît l'amer et l'acide, il ne distingue pas le salé, qui ne provoque aucune réaction particulière.

On peut faire cette constatation en observant les réactions du bébé ingurgitant de l'eau pure puis de l'eau sucrée, ensuite de l'eau pure puis de l'eau salée. Dès la naissance, le petit marque une préférence pour l'eau sucrée : il en boit davantage que de l'eau pure. Pour le sel, jusqu'à trois mois, il n'a pas de préférence : le bébé boit la même quantité d'eau pure que d'eau salée. La préférence apparaît plus tard, après avoir cessé de téter le lait maternel, quand l'enfant commence à manger salé par la nourriture qu'on lui fait absorber.

La préférence pour les aliments salés accompagne la consommation réelle de sel. Des expériences ont été tentées et les résultats sont clairs, chez l'enfant et chez l'adulte. Si des individus qui ont une consommation de sel élevée se mettent à consommer une nourriture moins salée, on remarque que la préférence pour le salé diminue en suivant la même courbe que la réduction de l'apport salé, avec un décalage d'une ou deux semaines. Au bout de deux à trois mois d'un régime peu salé, les gens s'accoutument à une nourriture moins salée. Ils vont alors préférer la nourriture peu salée à la nourriture salée qu'ils appréciaient tant quelques mois auparavant. Mais cette adaptation s'observe aussi en sens inverse : si l'on augmente l'apport en sel, on augmente l'accoutumance au sel ! On note donc très clairement un phénomène d'accoutumance et de désaccoutumance, un phénomène parfaitement réversible. CQFD : sur le plan gustatif, la saveur salée est acquise et non innée.

Des expériences ont même montré que chez l'adulte, la préférence salée est fixée à un niveau de concentration qui correspond exactement au niveau de concentration de sel dans les soupes commerciales... Les gens se seraient accoutumés à la quantité de sel qu'on leur fait consommer de manière non consciente. Mais si cette concentration de sel changeait, le consommateur s'habituerait vite à une nourriture moins salée.

Comme Vilhjalmur Stefansson, explorateur canadien de l'Arctique, l'avait déjà remarqué au début du XXe siècle : « Ce fut là parmi les Eskimos que j'ai appris par l'expérience ce que je savais déjà en théorie, que l'ajout de sel n'est pas nécessaire pour la santé et que le désir d'en absorber disparaît en moins de trois mois lorsque la nourriture n'en contient pas. »

II

Un paradoxe vulgaire et sacré, vital et mortel

« Vous êtes le sel de la terre », disait Jésus à ses apôtres, témoignant déjà à cette époque de l'intérêt et des propriétés plus ou moins imaginaires conférées au sel. De fait, le sel fait encore partie intégrante de notre quotidien aujourd'hui. Dans notre alimentation, bien sûr, mais aussi sur nos routes pour faire fondre la neige, dans nos usines d'industrie chimique pour fabriquer notamment du chlore, dans nos fermes où il entre dans la composition de certains engrais.

Comme un réfrigérateur

Le sel possède, en plus de son goût, une qualité d'agent conservateur qui fit de lui – avant les inventions de la boîte de conserve et du réfrigérateur – un élément capital dans la préservation des aliments, plus particulièrement de la viande. Quand on a tué le cochon, si l'on ne veut pas tout manger dans l'immédiat, comment garder quelques portions de la bête pour des temps moins favorables ? Le sel a répondu à la question.

Les Égyptiens du temps des pharaons pratiquaient déjà la salaison pour conserver la viande, mais également les poissons et les légumes. Cette méthode a été utilisée tout au long de l'histoire et dans de nombreuses régions. Importante en Égypte, elle prenait, on le comprend, une importance fondamentale loin des berges du Nil, dans les contrées aux hivers longs et rigoureux, là où la nature s'assoupit et se fige durant plusieurs mois de l'année... On trempait alors les légumes et les viandes dans la saumure, liquide contenant une forte concentration de sel. Cette concentration pouvait d'ailleurs varier. Autrefois, elle était nettement supérieure à celle pratiquée aujourd'hui, il ne fallait alors pas oublier de dessaler le beurre avant de le consommer !

Quant à la salaison du poisson, elle triomphe encore sur nos assiettes, mais elle vient de loin... Avant qu'il soit techniquement possible de transporter des denrées dans des camions réfrigérés, les poissons séchés au sel ou simplement salés ont permis à nos ancêtres de consommer le produit de la pêche loin des rivages marins. Et l'on pense immanquablement au hareng dont le nom viendrait d'une déformation du terme grec *halos*, qui veut dire sel.

Ah, le hareng ! Poisson emblématique : il perd rapidement sa fraîcheur et demande à être salé dans les vingt-quatre heures suivant sa prise, sinon il s'altère, se décompose et pourrit. Les Hollandais imaginèrent donc un système de salaison directement à bord de la barque des pêcheurs afin d'éviter des retours au port trop fréquents, trop coûteux, trop contraignants. Une fois le poisson pêché, on le déposait sur une couche de sel dans une caque et l'on refermait cette barrique de façon hermétique. La pratique se généralisa vite à d'autres poissons – la morue, par exemple – et permit des pêches fructueuses parce que se déroulant plus loin dans les eaux et plus durablement dans le temps, accompagnées ainsi de rendements importants.

Le sel a eu un rôle à jouer durant les périodes de pénurie. Il a participé à la lutte contre la famine de deux manières : en conservant les aliments pour permettre leur transport et en rehaussant le goût de nourritures trop indigestes. En 1870, durant le siège de Paris par l'armée prussienne, les habitants affamés mangeaient des rats attrapés dans les égouts, rongeurs cuits savamment et salés fortement !

Mais le sel fut, et reste encore, nécessaire dans de nombreux domaines, parfois inattendus comme la tannerie, la vannerie, la poterie, la verrerie, la sidérurgie, la peinture, l'orfèvrerie. À l'inverse, il a longtemps été banni de la terre cultivée parce qu'on craignait qu'il ne la rende stérile. Aujourd'hui, on sait que, répandu en d'infimes quantités, il peut aider à la pousse des plantes.

Du sel dans les entrailles de la terre

Le sel provient toujours de la mer. Des salines côtières ou des mines qui s'enfoncent dans les entrailles de la terre. Car les océans ont laissé, en se retirant au cours des âges, des dépôts à la surface de la terre et en sous-sol qui permettent l'exploitation de mines de sel, avec tout le folklore, souvent négatif, qui y demeure associé. Les mines de sel de Sibérie furent au temps du stalinisme le symbole même de la répression, des mines qui n'étaient pas épargnées par les coups de grisous mortels et les accidents frappant les hommes qui travaillaient « au fond ».

Mais au-delà de cette sombre aura, les sédimentations ont permis de récolter le sel partout, ou presque. Même un pays comme la Suisse, pourtant éloigné de toute mer, possède ses propres mines. Les célèbres salines de Bex, dans le canton de Vaud, connaissent leur légende… En plein Moyen-Âge, un jeune berger menait régulièrement paître ses chèvres au-dessus de Bex. Il remarqua que ses bêtes assoiffées marquaient une nette préférence pour l'eau de deux sources bien particulières… Le pâtre curieux goûta cette onde fraîche : elle était salée ! Mais il fallut attendre 1477 pour que l'envahisseur bernois commençât à exploiter le sel, d'une manière alors encore rudimentaire, par simple procédé d'évaporation des eaux. Procédé qui ne varia guère durant plus de deux siècles. Enfin, à partir de 1680, les hommes se mirent à creuser des galeries dans la montagne pour recueillir le sel inséré entre les roches.

À Bex, comme ailleurs, le sel se fait abondant, généreusement fourni par dame Nature. En ce domaine, on ne risque guère la pénurie ! Les grands besoins en sel sont largement couverts par les ressources naturelles et les techniques d'extractions, et la mer en constitue un réservoir apparemment inépuisable. Presque tous les pays du monde produisent le précieux condiment, généralement en suffisance pour leur propre consommation. Deux exceptions notables toutefois : la Scandinavie et le Japon, dont les mers sont peu salées et connaissent des conditions climatiques défavorables à l'évaporation naturelle. N'empêche, le sel est aujourd'hui un produit banal à faible coût, qui connaît peu d'échanges commerciaux. Mais il n'en a pas toujours été ainsi…

Autrefois, le sel et son commerce étaient objets de passions et de trafics, de mythes et d'enjeux politiques. De ce temps, des noms de villes ont subsisté : Saltville en Virginie, Salzbourg en Autriche, Le Sel en Ille-et-Vilaine, commune devenue Le Sel de Bretagne en 1967 pour mieux attirer les touristes… Des cités comme Schwäbisch Hall, dans le Bade-Wurtemberg, ont connu la fortune grâce aux salines exploitées durant plus de deux millénaires.

Quelques dictons populaires nous rappellent aussi ces temps lointains où le sel était si recherché : « Une femme sans pudeur est comme un plat sans sel » prétend un proverbe arabe, « L'aumône est le sel des riches » avance une parole juive, « On connaît la valeur du sel quand il n'y en a plus, et celle d'un père après sa mort » reconnaît la sagesse indienne, « La table sans sel n'est pas bien mise » disent les Gascons. On le voit, ces adages anciens font du sel une expression du bien-être et de la perfection. Souvenirs d'un temps où l'on ne connaissait pas, en cette matière, les ravages de l'excès au long terme…

Le sel a toujours représenté un symbole de l'essentiel vital. Même s'il est aujourd'hui bien tombé de son piédestal, il garde tout de même quelques attraits.

À l'origine, l'homme créa le mythe

La mer Morte – la mer de Sel, en hébreu – a nourri l'imaginaire des rédacteurs de l'Ancien Testament. Ils y ont imaginé « une pluie de soufre et de feu » provoquée par la colère de Dieu, mécontent de voir ses créatures de Sodome et Gomorrhe se livrer à la débauche. Il est vrai que le site a de quoi impressionner : la teneur en sel des eaux de cette petite mer est si forte que nulle vie ne peut s'y développer, ni algue, ni poisson. Une évaporation intense concentre les sels minéraux, dont le chlorure de sodium, mais aussi le chlorure de magnésium et le chlorure de potassium qui s'accumulent dans les fonds. Ces sédiments forment une boue noire dont les vertus, que l'on prétend revitalisantes, sont connues et utilisées depuis très longtemps. Sur les rives, les concrétions de sel forment des lignes blanches qui semblent l'écume de vagues immobiles, figées dans leur mouvement par un cataclysme venu du fond des âges.

La tradition judéo-chrétienne fit au sel une place de choix avec une présence très marquée dans l'Ancien Testament pour désigner, selon les cas, une puissance du bien à la fois nourrissante et protectrice ou, au contraire, une force du mal dont le rôle effrayant consistait à provoquer assèchement et destruction. Dieu lui-même n'était pas en reste lorsque sa colère grondait contre l'humanité : « Il changea un sol plantureux en une plage de sel à cause de la méchanceté de ses habitants », nous dit le psalmiste. Et quand on sort de ces deux antagonismes, le sel représente la purification, aussi bien symboliquement que concrètement. D'ailleurs, les alliances de l'Éternel avec son peuple sont régulièrement scellées par le sel !

Malgré le grand intérêt porté à ce que Plutarque nommait au Ier siècle de notre ère « la plus noble des nourritures », le sel est resté longtemps mal connu dans son essence ; on le distinguait difficilement d'autres minéraux. Est-ce pour cela que les Grecs et les Romains l'ont considéré comme divin ? Selon la mythologie, le sel fut le cadeau que Nérée, divinité de la mer, offrit à Pélée et Thétis lors de leur union qui devait engendrer Achille.

Le sel cristallisait toutes les craintes et toutes les séductions. Les peuples antiques en répandaient sur l'emplacement des villes rasées, persuadés qu'ils rendaient ainsi le sol stérile à jamais. De manière contradictoire, le sel jeté par poignées servait aussi à écarter le mauvais sort, peut-être parce qu'il renfermait, pensait-on, des vertus médicales et aphrodisiaques... C'est d'ailleurs sans doute en vertu de cette ultime et essentielle qualité qu'Aphrodite fut non seulement la déesse de l'Amour mais aussi celle du Sel. Il y a quatre siècles, la femme mécontente des prouesses amoureuses de son époux salait le malheureux sur le membre incriminé... Traitement qui ne devait guère inciter la victime à la bagatelle !

Le cinquième élément

Au Moyen-Âge, le sel était – avec le soufre et le mercure – le cinquième élément après la terre, l'air, l'eau et le feu. Ainsi, il restait générateur de superstitions et de sacralisation. Au cours des procès en sorcellerie, les accusés étaient interrogés pour savoir s'ils mangeaient du sel, signe diabolique ! En revanche, le même sel pouvait chasser les mauvais démons. En effet, pour purifier une habitation hantée, il suffisait de mettre quelques pincées de sel recueilli un soir de pleine lune dans des coupelles blanches et les placer devant les portes et les fenêtres de la maison, puis de faire brûler le sel avant de jeter les cendres dans une rivière. Répandu sur le bétail, le sel était capable de conjurer le mauvais sort et d'éloigner les maladies. Glissé dans les poches des jeunes mariés, il leur portait bonheur.

Dans les croyances populaires, le sel conserve souvent cette double fonction de protection et de destruction, avec des rites bien particuliers. Pour conjurer le mauvais sort, on jette une pincée de sel par-dessus l'épaule : souvenir d'un temps où le sel était considéré comme un élément magique... Les sorcières formaient autour d'elles, disait-on, un cercle de sel pour se protéger : en lancer derrière soi signifiait que l'on ne faisait aucunement partie de cette confrérie satanique. De la même manière, un peu de sel abandonné au feu éloignait les démons ou alors protégeait de l'orage, selon les croyances et les régions.

Cela permet de rappeler qu'il existe des cas bien documentés de décès à la suite de l'ingestion de quantités importantes de sel dans un laps de temps court lors de séances d'exorcisme. Pour un adulte, ingérer 150 grammes de sel en moins de 24 heures, une quantité bien inférieure à celle que l'on trouve dans les salières vendues aux supermarchés, est le plus souvent mortel, ce qui rappelle que le sel est loin d'être une substance anodine.

Plus sagement, on retrouve certains attributs magiques du sel dans la culture japonaise. En effet, le condiment représente un symbole important dans la religion shintoïste : il est utilisé par les prêtres pour bénir et purifier les fidèles, et les fidèles eux-mêmes en font une consommation tous azimuts. Ils en mettent chez eux devant la statue de la déesse du Soleil, en saupoudrent l'entrée de leur maison en signe de bienvenue, en répartissent sur la margelle des puits, en répandent sur le sol avant une construction et en dispersent de pleines brassées pendant les cérémonies funéraires.

Le commerce du sel et ses aléas

L'histoire du sel commence avec l'histoire de l'homme. On estime que les plus anciennes salines apparurent trois mille ans avant Jésus-Christ, dans plusieurs régions quasiment en même temps : en Égypte, en mer Noire et sur les bords orientaux de la Méditerranée dans les comptoirs tenus par les Phéniciens. Il s'agissait encore uniquement d'exploiter le sel contenu dans l'eau de mer.

Au début du premier millénaire avant notre ère, l'homme eut l'idée d'aller chercher le sel caché sous la terre. La civilisation néolithique Hallstatt, dans les Alpes autrichiennes – région particulièrement riche en sel – établit la plus ancienne mine de sel connue. À cette époque, le condiment apparaissait comme une richesse nouvelle, liée au mode de vie sédentaire et au commerce lancé sur de grandes distances. Pour les Hallstattiens, le sel fut plus que le sel : il a donné le jour à une nouvelle forme de société, aujourd'hui révélée par les fouilles archéologiques. En effet, l'édification de la mine généra une collaboration permanente entre différents corps de métier et différentes couches de la petite société organisée autour de l'excavation : mineurs, bûcherons, charpentiers, riches familles de négociants, colporteurs et soldats. Les archéologues ont été stupéfaits par la découverte de cette mine à l'architecture sophistiquée. Ils y ont trouvé des galeries, des puits destinés à renouveler l'air et des grandes salles creusées sur plusieurs milliers de mètres carrés. On sait même que la descente dans les profondeurs de la terre s'effectuait au moyen de toboggans en bois, ce qui rendait plus aisé et plus rapide le passage d'un niveau à l'autre à l'intérieur même du gisement.

En France, les premières formes d'exploitation saline ont été retrouvées à Moriez dans les Alpes de Haute Provence. On sait que très tôt, dès la haute Antiquité, les hommes récoltaient le sel en Camargue, à l'Étang de Berre et à Hyères, mais c'est à l'arrivée des Phocéens sur une plage qui sera Marseille, au VIe siècle avant notre ère, que le commerce s'organisa et que des courants d'échanges régionaux apparurent. Le sel camarguais fut ainsi acheminé pendant des siècles vers le Comtat et l'ouest de la Haute Provence en remontant le cours du Rhône. D'ailleurs, le delta du Rhône a offert les conditions idéales pour l'exploitation industrielle du sel ; le paysage local et l'histoire régionale en ont été profondément marqués. Quant au sel de Hyères, il était en partie exporté vers Gênes et Pise, par la route de Nice et de Vintimille, alors qu'une autre portion de la production alimentait l'arrière-pays et le Piémont par des caravanes de mulets remontant le long de la vallée de la Roya.

Pourtant, le trafic du sel sur une vaste échelle ne commença guère qu'au Moyen-Âge. Avant cela, dans la Rome antique, il existait surtout un commerce de détail sur le plan local, devenu plus imposant sous l'empire au Ier siècle après Jésus-Christ, avec les nombreuses *viae salariae*, les routes du sel. À cette époque, le sel était bon marché, on disait même d'un mauvais esclave qu'il avait été « acheté pour du sel », manière de le dévaloriser.

L'empire romain fonda sur les marais salants du Midi une part de sa puissance. Après des arrêts dans le trafic salin, le commerce se focalisa principalement autour de Venise, ce qui eut pour effet d'entraîner une forte croissance de la ville. Des îles comme Ibiza ont, elles aussi, fait leur fortune grâce au sel. Cependant, la guerre du sel ne s'est pas jouée entre ses producteurs, mais entre ses revendeurs... Toujours avec la certitude que le sel serait vendu pour sa grande nécessité et ses multiples usages.

Le sel devint alors une monnaie que l'on échangea contre de l'or, du bois, de la fourrure, du blé ou des victuailles, ou pour payer un service... Ainsi, les soldats et officiers de Rome recevaient une certaine quantité de sel... Cette gratification fut ensuite remplacée par une somme d'argent, elle garda pourtant le même nom : « salaire », *salarium* en latin, terme dérivé du mot *sal* (sel) et qui désignait la ration de sel versée au mercenaire.

Ce n'est qu'avec l'organisation de la propriété terrienne et l'apparition du système féodal que surgirent les conflits autour du sel. À partir du XIIe siècle, les échanges se complexifièrent. Des intermédiaires – transporteurs et marchands – apparurent entre le producteur et le consommateur.

Pourtant, de manière générale, le commerce du sel fut relativement libre, avec toutefois la présence quasi constante du fisc. Selon les régions, plusieurs attitudes furent adoptées. Les petits pays producteurs et exportateurs de sel se contentaient de prélever la taxe tout en laissant une entière liberté à la vente. Les grands pays producteurs, exportateurs et gros consommateurs – comme la France, qui détenait le plus important marché national d'Europe jusqu'à la fin de l'Ancien Régime – adoptaient une attitude différente. D'une part, ils devaient assurer l'équilibre entre le ravitaillement pour la consommation intérieure et les exportations. D'autre part, ils cherchaient à s'assurer que le petit commerce de détail restât sous contrôle étatique.

Quant aux pays importateurs, ils intervenaient sur un plan politique pour obtenir des garanties d'approvisionnement de leurs fournisseurs ainsi qu'un allégement des taxes. En définitive, le commerce du sel reposait sur une tension constante entre liberté et contrôle, avec toujours les mêmes objectifs économiques et fiscaux pour l'État : dégager un maximum de profits, alimenter les stocks et les écouler.

Les modalités concrètes du commerce du sel ont été partout différentes et l'on ne saurait en esquisser un schéma général, mais on peut noter que l'on ne trouva guère de marchands spécialisés dans ce commerce particulier. Le prix fixé par l'État, les nombreux contrôles obligatoires, les impôts, les taxes, les coûts de transports ne permettaient pas au détaillant de s'engraisser, et mieux valait pour lui faire son chiffre sur d'autres denrées…

Pourtant, le sel a pu générer d'énormes richesses ! Ce sont d'abord ses propriétés de conservation qui en ont fait un enjeu majeur. Les pays d'élevage ou de pêche en éprouvaient un besoin considérable, forte demande qui a fait naître un trafic. En effet, les conditions particulières de ce commerce ont donné naissance à des spéculations financières. Entre le XVIe et le XVIIe siècles, on estime que le volume du trafic du sel a triplé, cette augmentation incita évidemment les négociants à s'intéresser à ce trafic. Alors les spéculations, favorisées par des guerres incessantes et l'augmentation de la production, s'accrurent encore.

Le sel trace donc aussi une histoire économique, souvent fondée sur une tension entre régions productrices et régions consommatrices. Les contrées productrices furent traditionnellement les bords de la Méditerranée, la Bretagne, la Lorraine, la Pologne et les environs de la mer Baltique. Elles cherchaient, d'une part, à assurer leur propre consommation et, d'autre part, à écouler les stocks. Quant aux pays consommateurs, ils voulaient assurer leur ravitaillement de façon garantie et au meilleur prix. La Chine et la Russie restaient, elles, en dehors du jeu des puissances ; leur marché salin autosuffisant demeurait entièrement tourné sur leur propre population.

Le mellah et la gabelle

La spéculation des gouvernants et des hommes d'affaires a durant longtemps biaisé le marché du sel. Les taxes et les décisions arbitraires du pouvoir en place n'ont cessé de le manipuler. Si, dès le VIe siècle, le sel connut un véritable essor avec les invasions barbares et la progression du christianisme, l'organisation de sa production n'en fut pas profondément modifiée. Au IXe siècle, en revanche, des changements apparurent. Charlemagne et ses successeurs renoncèrent à un contrôle public du sel, tâche que l'empereur délégua à ses vassaux. Le sel fut dès lors exploité par des abbés ou des seigneurs dont il fit facilement la richesse. Mais les possessions des grands monastères étaient souvent dispersées et le besoin de transporter le sel se fit sentir. Ce fut le début du commerce médiéval du sel... La production connut une forte augmentation due au bouleversement démographique de l'époque et à la volonté des princes d'augmenter leurs profits.

Mais ce n'est qu'au XIIe siècle que le commerce du sel accomplit un véritable tournant, étape mouvementée qui pénétra directement la sphère du politique. Le sel devint définitivement indispensable, donc instrument de pouvoir.

Les besoins croissants rendirent le sel de plus en plus rare. Il faut dire que, du Moyen-Âge et jusqu'au XVIIIe siècle, on consommait énormément de sel : jusqu'à neuf kilos par an et par personne dans certaines régions… plus de vingt-quatre grammes par jour ! Mais il est probable que cette quantité abyssale n'était pas intégralement ingérée, elle servait sans doute également à d'autres usages : elle agrémentait la nourriture des bêtes de la ferme et servait aux exorcismes en tout genre…

Cette surconsommation entraîna l'idée d'une taxe particulière, diversement appliquée selon les lieux et les époques. Généralement, personne n'y échappait puisque personne ne se privait de sel ! Encore trouve-t-on des cas particuliers. En Afrique du Nord, par exemple, les quartiers juifs s'appelaient *mellah* – ce qui signifie « sel » en arabe – parce que les juifs seuls devaient payer un impôt spécial sur le condiment.

En France, les princes, nouveaux exploitants du sel, voulurent profiter de la forte demande afin de transformer le sel en potentiel fiscal. Telle fut l'origine de la gabelle, d'abord instituée comme une taxe temporaire par Saint Louis en 1246, puis reprise par Philippe IV en 1286, établie enfin comme taxe permanente sous Philippe VI, qui la généralisa dans tout le royaume. En 1343, dernière étape de la gabelle, le sel devint un monopole royal. Dès lors, le condiment était entreposé dans des « greniers à sel », où la population pouvait l'acheter en payant la fameuse taxe. La gabelle, si impopulaire, contribua à la chute de la monarchie et fut abolie par l'Assemblée nationale constituante en 1790. Napoléon la rétablit seize ans plus tard. La taxe sur le sel avait la vie dure : elle ne fut supprimée définitivement que par la Loi de finances de 1946 !

La gabelle ne fut pas seulement une taxe sur la consommation, elle représenta surtout un moyen de distribution pour vendre le sel à des prix totalement arbitraires en raison d'un impôt lui-même arbitraire. Par la gabelle, l'inquisition fiscale entrait dans chaque masure.

Dans certaines régions, notamment l'Île-de-France, la Bourgogne, la Champagne, la Normandie, la Picardie, le sel coûtait treize sous la livre, huit fois plus qu'aujourd'hui. Mais tout cela était sous contrôle, la consommation de sel était obligatoire ! Une ordonnance de 1680 faisait obligation à chaque sujet au-dessus de sept ans d'acheter sept livres de sel par an ! Le prix de la denrée, pour une famille, revenait à dix-neuf journées de travail… « En Normandie, observe le Parlement de Rouen, chaque jour on voit saisir, vendre, exécuter, pour n'avoir pas acheté de sel, des malheureux qui n'ont pas de pain… »

Mais attention : interdiction formelle de détourner une once des sept livres obligatoires pour un autre emploi que pour « le pot et la salière ». Si un paysan parvenait à conserver un peu du sel destiné à la soupe pour saler un porc afin de conserver de la viande pour l'hiver, les commis de la gabelle fondaient sur lui ! Le lard salé était confisqué et une amende de trois cents livres était décrétée. Le coupable devait se rendre au grenier à sel acheter encore du sel… Et s'il ne parvenait pas à payer cette dose supplémentaire, il devait vendre ses pauvres biens et s'enfonçait encore un peu plus dans la misère. Letrosne, observateur de l'Ancien Régime cité par Taine, écrivait : « Je puis citer deux sœurs qui demeuraient à une lieue d'une ville où le grenier n'ouvre que le samedi. Leur provision de sel était finie. Pour passer trois ou quatre jours jusqu'au samedi, elles firent bouillir un reste de saumure, dont elles tirèrent quelques onces de sel. Visite et procès-verbal des commis. À force d'amis et de protection, il ne leur en a coûté que quarante-huit livres. »

Défense aussi de puiser de l'eau de la mer et des sources salées, sous peine de quarante livres d'amende, défense de mener les bestiaux dans les marais et autres lieux où il y a du sel, ou de les faire boire aux eaux de la mer, sous peine de confiscation des animaux et de trois cents livres d'amende, obligation de détruire chaque année le sel naturel qui se forme en certains cantons de la Provence…

Le monopole salin fut d'ailleurs assez généralisé et fit souvent partie des institutions économiques de l'État. En Autriche, ce monopole était considéré comme « le plus beau joyau » qui surmontait la couronne des Habsbourg.

Les faux sauniers : une contrebande fructueuse

Ces injustices ont nécessairement généré des techniques pour contourner la loi : ainsi apparurent les « faux sauniers », autrement dit les vendeurs de sel clandestin. En France, le contrebandier allait acheter, en Bretagne, par exemple, du sel qu'il revendait dans le Maine, après l'avoir fait passer en fraude sans payer la gabelle. Activité rémunératrice, certes, mais dangereuse : les gabelous faisaient la guerre aux faux sauniers dans un jeu permanent de chat et de la souris. Le contrebandier attrapé encourait le marquage au fer rouge, la condamnation aux galères, ou même la peine de mort s'il détenait des armes ! Et gare aux contrôles chez les particuliers : si le sel était de trop bonne qualité, c'est qu'il était de contrebande ! En effet, celui de la ferme, le seul sel légitime, était généralement souillé et mêlé de gravillons.

Et la répression se faisait sévère. Au début du XVIIIe siècle, en seulement treize ans, on sait que près de six cents faux sauniers furent déportés dans les colonies françaises d'Amérique… Mais cette répression n'arrêta pas le trafic.

Au fil de la Loire, la grande route du sel s'étirait depuis les marais de l'Atlantique jusqu'au cœur de la France parcourue par un faux saunage déchaîné sur terre comme sur eau. Dans les faits, ce trafic profitait peu au consommateur, mais il restait populaire parce qu'il donnait l'impression à chacun de voir un peu rétablie la balance de la justice et lançait un pied de nez à tous les gabelous et tous les percepteurs… Sous l'Ancien Régime, le peuple s'est maintes fois soulevé contre le pouvoir en place et ses nombreuses injustices sociales. Les populations, envahies par le sentiment d'injustice, ont régulièrement pris les armes pour défendre leur ravitaillement en sel et revendiquer l'idée d'un prix qui correspondrait mieux à la nécessité du produit.

Comment ne pas évoquer ici l'image légendaire et épique de Jean Chouan, figure emblématique de l'insurrection contre-révolutionnaire de 1793 ? Le père de la chouannerie pratiquait le faux saunage avec ses frères et c'est de là que lui vint sans doute le goût de contester et provoquer l'autorité... Il fut d'abord poursuivi pour avoir rossé un particulier qu'il soupçonnait de l'avoir donné aux gabelous, puis pour avoir battu à mort un agent de la gabelle. La légende était née, Jean Chouan pouvait entrer dans l'histoire... Quand surgit la Révolution, il rejoignit l'armée des Vendéens et mobilisa autour de lui des énergies prêtes à se battre pour Dieu, le roi et le sel.

Mais la contrebande sur le sel ne fut pas une spécialité française, ni même européenne. Elle se déroulait à grande échelle, parfois même à visage découvert, en Chine au XVIIIe siècle.

Sur mer et sur terre...

Les conditions du transport du sel furent variées. D'abord le sel est un produit périssable : humidité, pluie, poussière peuvent l'endommager. Il faut donc soigner attentivement son emballage. Sur mer, c'est le tonneau qui a été le plus souvent utilisé. On n'a pour ainsi dire jamais construit de bateau spécialement pour l'affrètement du sel, et lorsqu'on parla de « flottes de sel », ce fut seulement pour désigner le nombre de bateaux naviguant ensemble.

Notons, en revanche, que l'important volume de sel transporté par voie maritime soulevait immanquablement le problème du chargement au retour. En France, comme les ports de chargement des marchandises et ceux du sel n'étaient pas situés au même endroit, le navire devait embarquer un lest, généralement des pierres, pour assurer sa stabilité. Une fois le navire arrivé sur le lieu de chargement du sel, les cailloux, devenues inutiles et encombrants, étaient abandonnés sur place, créant finalement des amoncellements pierreux qui eurent parfois des incidences sur le relief côtier.

Sur terre, le transport extrêmement onéreux fut aussi intense, notamment en Afrique, en Chine, en Russie, qui ne connurent que des transports par routes.

Au ve siècle avant Jésus-Christ, l'historien grec Hérodote raconte le cheminement des immenses caravanes de chameaux qui s'en allaient recueillir le sel fossile en Afrique septentrionale… Là-bas, les tertres des salines étaient si abondants que les habitants se construisaient des maisons de sel ! Elles étaient rouges ou blanches selon la provenance du condiment…

Il y a quelques décennies encore, chaque année en novembre, plusieurs milliers de chameaux, liés tête à queue par des cordes de paille, quittaient les environs de Tombouctou pour gagner le nord, la dépression de Taoudeni, célèbre pour ses salines. Douze jours à cheminer dans un enfer : le désert, la soif, les fièvres. Arrivés sur place, les nomades échangeaient des vivres contre des barres de sel qu'ils allaient vendre dans d'autres contrées.

Les moyens d'extraction

La première technique d'obtention du sel marin fut probablement très simple : l'homme recueillit le sel dans des réservoirs d'eau de mer creusés à même le sol en laissant l'eau s'évaporer grâce à la chaleur du soleil. Jusqu'au XIIe siècle, les procédés d'extraction et de production étaient plus ou moins efficaces. Depuis la préhistoire, les hommes ont, en effet, imaginé des techniques diverses qui, presque toutes, font appel aux matériaux locaux : la terre, le sable ou les cendres préalablement « lavées » à l'eau douce à travers des tamis.

Aujourd'hui la majorité du sel produit (environ 70 %) est issue du sous-sol, mais les mines n'ont pas toujours été attractives et cela pendant longtemps. Il était plus aisé de récolter le sel de sources, qui s'offrait plus facilement à l'appétit des humains. L'évaporation de l'eau salée contenue dans des lacs naturels ou des étangs aménagés reste l'un des moyens les plus simples et les plus anciens d'en obtenir. Mais pour autant, ce n'est pas une méthode aisée, elle exige un rude et délicat labeur. En Bretagne, dès l'âge du fer, il existait une méthode plus élaborée, celle utilisée au sein des ateliers de bouilleurs de sel dans des « fours à augets », c'est-à-dire des récipients en argile placés dans les fours. À l'intérieur de ces manufactures artisanales, situées en bord de mer, les ouvriers fabriquaient des pains de sel. Les augets étaient remplis d'une saumure obtenue par évaporation qui se poursuivait dans le four pour obtenir un bloc compact de sel.

Parmi ces techniques, retenons celle du briquetage. La technique rudimentaire qui consistait simplement à faire évaporer l'eau salée était difficile à réaliser dans une région comme la Lorraine, où le climat plutôt froid interdit de compter sur l'action du soleil. Alors, il a fallu se montrer ingénieux. Le briquetage – inventé par nos ancêtres les Gaulois – permettait de concentrer le sel de l'eau sans l'aide du soleil… Il s'agissait de construire une petite structure, à l'aide de plusieurs bâtonnets superposés en argile et en paille, placée au-dessus d'un four. Au cœur de la structure, des godets remplis de saumure récupéraient le sel une fois l'eau évaporée par l'action de la chaleur.

D'autres techniques ont vu le jour. Au fil du temps, on a exploité les sources, les lacs d'eaux salées, les sables alentour. Et l'on cuisait l'eau de mer ! Cette dernière pratique revenait à récolter le sel en faisant bouillir le sable imprégné de sel de mer… Et l'on appelait cela le « quart bouillon », car un quart de la fabrication de ces sauneries revenait de droit aux greniers du roi.

Aujourd'hui, on utilise essentiellement trois techniques d'extraction : les mines, les sondages et les marais salants.

Dans les mines, les ouvriers pratiquent le procédé dit « du pilier abandonné ». Ils creusent des galeries parallèles à distances régulières, recoupées perpendiculairement par d'autres galeries. L'affaissement est empêché par la conservation d'une importante charpente à base carrée reliée à un épais toit de sel. Évidemment, de nos jours, des machines ont remplacé les pics, les barres et les maillets du temps jadis.

Les sondages représentent une méthode moins envahissante. Un carottage, c'est-à-dire le prélèvement d'un échantillon en profondeur, permet d'identifier la nature des différentes couches géologiques traversées ainsi que la localisation précise des étendues de sel. Ensuite au moyen de trépans, on réalise des forages plus importants pour arriver enfin à la couche de sel à exploiter. Il suffit alors d'injecter de l'eau douce sous forte pression dans la couche de sel et de remonter tout naturellement de la saumure, c'est-à-dire de l'eau très salée. Traitée, purifiée, la saumure fournira son sel.

La technique des marais salants est utilisée sur le littoral, elle permet d'exploiter le sel de l'eau de mer. Après avoir suivi un circuit compliqué, l'eau de mer se concentre sous l'action du soleil et du vent. Le sel se forme alors sur le fond des « œillets », autrement dit dans le bassin, partie centrale de la saline où le sel vient se déposer. À partir de cet instant, la technique varie : dans les marais salants de l'Atlantique, on récolte le sel tous les jours ; en Méditerranée, au contraire, il n'est recueilli qu'une fois par saison.

Le sel fut donc, à travers les siècles, l'enjeu de spéculations diverses et le moyen d'un jeu politique mis en place par trois aspects : le monopole, la négociation diplomatique, l'évolution de la production sur les plans administratifs et techniques.

Du côté de la diplomatie, les négociations ont souvent été faussées parce que le sel était à la fois objet et instrument du jeu politique. Le condiment a bien souvent représenté un moyen de pression ou de chantage, alors que la population avait faim. L'histoire du sel a de cette manière été étroitement mêlée à l'histoire sociale. Les nombreuses et harassantes charges ont engendré un sentiment d'injustice d'où des révoltes populaires et, bien entendu, de nombreuses et diverses fraudes.

Ainsi, le sel est une denrée à la fois précieuse et banale. Enjeu politique, il souleva les passions. À l'image de ses qualités ambivalentes – vitales et mortelles – rappelées par deux expressions populaires, « mettre du sel sur la plaie » et « le sel de la vie ». Historiquement, le sel échappe à toute perception univoque.

Quand la médecine s'en mêle

Autre domaine où le sel a toujours occupé une place de choix : la médecine. Aujourd'hui, cette place a disparu, mais le sel reste présent dans le domaine du bien-être pour ses vertus prétendument relaxantes pour le corps, et l'on connaît tous les bains d'eau salée. Jadis, en revanche, le sel constituait un élément maître de la médecine ! Précieux et commun, alliant le rêve et les propriétés actives, le sel possédait toutes les qualités. Selon Aristote au IVe siècle avant notre ère, le sel renfermait deux principes : le chaud et le sec... La médication par le sel va s'appuyer sur cette vision.

– Chaud, parce que le sel aurait la vertu de réchauffer un corps malade.

– Sec, parce que le sel a le pouvoir de dessécher et par là même de désinfecter.

Et l'on croyait que le sel dynamisait la peau et raffermissait les muscles. Galien, le grand médecin grec qui a si souvent énoncé de brillantes vérités et parfois débité de si grossières erreurs, conseillait de frotter les nouveaux-nés avec du sel. Pendant plus de mille ans, les bébés trop chétifs étaient ainsi salés d'abondance...

Dans des traditions africaines ou chinoises, on retrouve également le sel médicament. Il était utilisé généralement sous forme de poudre raffinée, et son usage se faisait en externe sous forme d'onguents, d'emplâtres ou de bains et en interne par des suppositoires et des potions. Parfois proscrit par prévention, le sel demeura central et souvent indiqué dans la médecine antique.

III

Quarante ans d'affrontements

Il y a bien longtemps que les médecins s'interrogent sur le rôle néfaste de l'abus de sel. Environ trois siècles avant l'ère chrétienne, le *Huang Di Nei Jing Su Wen*, livre sacré de la médecine chinoise, notait déjà dans son style fleuri : « Si trop de sel est ajouté aux aliments, le pouls durcit et quand les pulsations du cœur deviennent vigoureuses et que ses battements se prolongent nettement, une maladie apparaît qui recroqueville la langue et prive le patient de la parole. »

Bien plus tard, en 1887, le scientifique Gustav von Bunge, professeur de chimie physiologique à Bâle, publia ses *Cours de chimie biologique et pathologique* dans lesquels il lançait déjà ce cri d'alarme : « Je tiens à relever que les quantités de sel que nous ajoutons à nos aliments sont exagérées. Le sel n'est pas seulement un aliment mais un condiment, dont on est facilement porté à abuser. Nos reins sont-ils organisés pour éliminer d'aussi grandes quantités de sel ? Ne leur imposons-nous pas une tâche au-dessus de leurs forces et n'avons-nous pas à en redouter les conséquences ? »

En 1904, deux médecins des Hôpitaux de Paris, Ambard et Beaujard, étudièrent six hypertendus pendant trois semaines sous trois régimes apportant des quantités très différentes de chlorure de sodium : deux litres de lait par jour, la même ration lactée complétée par de la viande et des œufs sans sel ajouté ou deux litres de bouillon salé à environ 10,5 grammes par litre. L'excrétion urinaire de chlore était quotidiennement déterminée. Les deux médecins montrèrent ainsi que les bilans négatifs de chlore correspondaient à une diminution de la pression artérielle alors que les bilans positifs avaient généralement un effet opposé. Ils écrivirent : « Parmi les phénomènes en relation étroite avec l'hypertension, un de ceux que nous avons trouvé le plus constant et le plus remarquable est la rétention chlorurée ; à tel point qu'il nous semble qu'on peut dire que tout individu capable de faire de la rétention chlorurée est, par le fait même, apte à faire de l'hypertension artérielle. »

Puis les études se sont multipliées. Par exemple, Allen et Sherril décrivaient en 1922 qu'une réduction de l'apport sodé chez cent quatre-vingts hypertendus sévères produisait un retour complet de la pression artérielle vers la normale dans 22 % des cas et une baisse suffisamment importante pour la considérer comme un succès thérapeutique dans 45 % des cas.

La même année, Houghton conclut que l'hypertension est « une condition tertiaire pour laquelle la cause immédiate est un apport sodé trop important que les reins endommagés ne peuvent excréter ».

En 1948, Kempner obtient des baisses de pression artérielle spectaculaires accompagnées de réductions d'hypertrophie cardiaque, de corrections d'électrocardiogramme, et d'améliorations de l'état de la rétine chez cinq cents hypertendus nourris pendant deux mois avec un régime principalement composé de riz complet et de fruits apportant moins de 0,25 gramme de sel par jour. En fait, jusqu'à cette époque, la restriction sodée était l'unique moyen thérapeutique connu pour diminuer la pression artérielle chez les hypertendus.

Ce n'est que vers le milieu des années cinquante que l'introduction des premiers diurétiques oraux fournit une alternative grâce à leur capacité d'augmenter l'excrétion urinaire du sel. Néanmoins, à cause des effets secondaires non négligeables de ces médicaments (perte urinaire de potassium, goutte, impuissance), la restriction sodée reste toujours considérée comme un moyen utile de lutte contre l'hypertension.

Plusieurs études dans les années soixante rapportent qu'une restriction sodée modérée (généralement de 10 à 5 grammes de chlorure de sodium par jour) permet de faire baisser efficacement la pression artérielle, mais il faut attendre les années soixante-dix pour voir apparaître les premières études qui représentent en théorie l'approche la plus rigoureuse, les essais cliniques contrôlés et randomisés.

Les dernières décennies ont connu d'incessants affrontements entre la plupart des scientifiques soucieux de la santé publique et certains producteurs de sel qui, aidés par quelques scientifiques moins soucieux de la santé publique, ont été prompts à contester les conclusions des études et des expertises pour des raisons que l'on comprend aisément…

Il en a fallu du temps pour les pouvoirs publics français, par exemple, pour reconnaître l'existence du problème de l'excès de sel, qui apparaissait pourtant déjà clairement dès les années soixante-dix ! Et la bataille n'est pas vraiment terminée : certaines voix nient encore la réalité du danger de l'excès de sel dans l'alimentation…

1969 : des doutes sérieux

Conclusions de la Conférence de la Maison-Blanche sur l'alimentation, la nutrition et la santé : « Des apports élevés de sel commençant dès l'enfance pourraient être un facteur important dans le développement de l'hypertension. »

« Il est conseillé aux consommateurs, qu'ils aient ou pas de précédents familiaux d'hypertension, de réduire leur apport en sel, et il est demandé au secteur alimentaire de minimiser les quantités de sel ajoutées dans les aliments préparés. »

1973 : conseils de modération

Recommandations de l'Association américaine du cœur sur l'alimentation et la maladie coronaire : « Modérer l'apport en sodium. »

1974 : les enfants d'abord

Le Comité sur la Nutrition de l'Académie américaine de pédiatrie « encourage l'élaboration de recommandations pour réduire l'ajout de sel par le secteur alimentaire dans les aliments pour enfants ».

1977 : lutter contre l'hypertension

La Commission sur la nutrition du Sénat américain dans ses *Recommandations alimentaires pour la population américaine* demande de « diminuer l'apport en sel à 4 ou 6 grammes par jour ».

De son côté, le Comité national sur le traitement de l'hypertension suggère de « modérer l'apport en sel comme moyen de lutter contre l'hypertension ».

Dans le rapport de l'Assemblée générale du Comité des salines de France, on peut lire : « On assiste depuis quelque temps à une évolution très marquée des idées dans les milieux dirigeants du corps médical sur les régimes hyposodés. Ceux-ci ont été très largement utilisés au cours des vingt dernières années et la pratique hospitalière a montré que cela s'était fait un peu à tort et à travers. On estime actuellement dans les milieux spécialisés que beaucoup de régimes sans sel sont sans objet, néfastes, difficiles à suivre et qu'ils doivent être abandonnés. En fait beaucoup d'indications sont erronées, certaines indications traditionnelles sont actuellement en débat et la restriction sodée ne serait impérative que dans le traitement des œdèmes. L'idée nous est ainsi venue de faire établir par une personnalité médicale faisant autorité un document scientifique faisant le point sur cette question et qui aurait pu être diffusé dans le corps médical, au niveau des praticiens afin de les informer. De nombreux contacts à ce sujet ont été pris avec des professeurs parisiens. Ceux-ci n'ont pas abouti pour le moment. De l'avis des personnalités consultées, il ne serait pas utile d'envisager la diffusion d'un tel document auprès des praticiens. Ceux-ci, selon eux, seraient parfaitement informés de l'état de la question par de nombreuses études parues ces dernières années dans la presse médicale. Toutefois il serait intéressant pour nous de disposer d'un document scientifique de mise au point faisant autorité et qui nous permettrait de répondre aux attaques qui surviennent à tout moment de divers horizons, et aussi peut-être, d'en faire paraître des extraits ou des résumés à l'usage du public. C'est en ce sens que de nouveaux contacts sont actuellement recherchés avec le corps médical hospitalier. »

1978 : la réplique des producteurs

Rapport de l'Assemblée générale du Comité des salines de France : « Une campagne se développe aux États-Unis depuis près de deux ans et en Belgique depuis peu, pour dénoncer l'usage du sel dans l'alimentation en raison de ses effets considérés comme nocifs dans le développement de l'hypertension. Ces campagnes tendraient à imposer par la réglementation une limitation très drastique à la consommation du sel par l'homme. On a été aux Etats-Unis jusqu'à envisager de limiter cette consommation à 3 grammes par jour. On peut s'étonner de voir avancer des taux qu'aucune étude approfondie ne semble actuellement justifier. Il ne paraît pas prouvé, non plus, qu'on doive imposer des limitations à toute une population, même si elles sont légitimes pour ceux qui sont menacés d'hypertension. Quoi qu'il en soit un problème est posé et, de même qu'on l'a fait pour les régimes hyposodés, il nous paraît nécessaire de faire établir par le corps médical un document de valeur scientifique incontestable pour faire le point de la question. »

1979 : et les étiquettes ?

Dans son rapport *Promotion de la santé et prévention de la maladie*, le secrétaire d'État américain à la Santé déclare que « les Américains seraient en meilleure santé s'ils consommaient moins de sel ».

En même temps, le Comité de la Fédération des sociétés savantes américaines mentionne que : « La consommation de sel dans la population américaine devrait être diminuée. »

« Des recommandations devraient être élaborées pour réduire la quantité de sel dans les aliments préparés. La quantité de sel dans les aliments devrait être mentionnée sur les étiquettes. »

Le groupe de travail mis en place par la Société américaine de nutrition clinique rapporte : « L'association entre l'apport en sel et l'hypertension est une des plus fortes parmi toutes les associations existant entre les apports en nutriments et les maladies. »

1980 : basse fourchette

Le Conseil sur la recherche de l'Académie américaine des sciences déclare que le sel doit être utilisé avec modération, et que la dose ne devrait pas dépasser « entre 3 et 8 grammes par jour ».

1982 : la France aussi

En France, dans le seul document officiel disponible à cette époque sur les apports nutritionnels conseillés à la population française, on peut lire au paragraphe consacré au sodium :

« La consommation habituelle chez l'adulte est de l'ordre de 8 à 15 grammes de chlorure de sodium par jour, alors que 3 à 5 grammes suffiraient à couvrir les besoins. »

« Or, poursuit le rapport, des études épidémiologiques et des recherches en biologie cellulaire montrent qu'une forte consommation de sel accroît le risque d'hypertension artérielle, du moins chez les sujets génétiquement prédisposés. Un effort d'information doit être fait pour éviter que les adultes et surtout les enfants ne prennent l'habitude d'ajouter du sel systématiquement à leurs aliments. Alors que pour la plupart des nutriments le but des apports conseillés est d'assurer un apport suffisant, pour le sodium on pourrait être tenté de définir un apport à ne pas dépasser. La Commission juge utile d'attirer l'attention sur le fait que la quantité de sodium ingérée est très supérieure aux besoins, ce qui accroît le risque d'hypertension artérielle. »

1983 : l'OMS prône des mesures éducatives

L'Organisation Mondiale de la Santé mentionne en conclusion de son rapport sur la *Prévention primaire de l'hypertension essentielle* : « Il existe une masse considérable de données montrant que les influences environnementales, incluant les excès d'apport énergétique et de sel, sont des facteurs majeurs dans la genèse de l'hypertension. »

« Dans les populations avec un apport moyen en sel élevé, des mesures éducatives devraient être lancées immédiatement pour expliquer l'importance potentielle de réduire les apports excessifs de sel. »

« Dans l'optique d'aider la population dans son ensemble et les hypertendus en particulier dans leur choix alimentaire, il est souhaitable que le contenu en sel des aliments préparés soit mentionné sur l'étiquette. »

1985 : le gouvernement américain donne de la voix

Les secrétariats d'État américains à l'Agriculture et à la Santé recommandent officiellement au public « d'éviter un apport trop élevé en sel ».

1986 : le lobby se rebiffe

Rapport de l'Assemblée générale du Comité des salines de France : « Le groupe de travail Relations Publiques a poursuivi la tâche qu'il avait entreprise pour que l'image du sel alimentaire ne soit pas ternie, comme cela s'est produit notamment aux Etats-Unis et en Grande-Bretagne, à la suite de campagnes hostiles. Elles sont là-bas d'une objectivité si douteuse que le corps médical s'en est inquiété. Le groupe a également contribué aux travaux du Centre de recherches sur les utilisations du sel qui avait choisi de développer le thème "sel et sport". Cela s'est déroulé en trois temps : enquête auprès des médecins attachés aux diverses disciplines sportives, diffusion d'une brochure faisant la synthèse des propos recueillis auprès d'eux et des articles les plus récents publiés dans la presse médicale, organisation d'une table ronde… »

1987 : la réputation du sel

Le Comité des Salines de France commande à la SOFRES-Médical un double sondage sur le thème « sel et santé » soumis à deux panels différents : deux cents médecins généralistes et mille ménagères. Conclusions tirées par le Comité : « Le sel apparaît bien comme un produit naturel dont un apport adéquat est indispensable (pour 92 % des médecins) aux régulations physiologiques de l'organisme. Certaines réticences tiennent à ce que le point de vue du malade l'emporte sur l'opinion des sujets sains. Le traitement des hypertendus implique souvent un régime hyposodé, encore qu'une minorité seulement soit sensible au sodium. Le milieu familial est influencé par la prescription d'un tel régime. L'entourage du patient finit par percevoir le chlorure de sodium comme un aliment dont l'ingestion doit être aussi réduite que possible. Il y a là un danger qui menacerait la population tout entière si une réduction de la consommation de sel devenait un article de droit comme suite aux recommandations de l'Organisation Mondiale de la Santé pour l'Europe (objectifs à court terme 8 grammes/jour pour les sujets sains et 5 grammes/jour pour les hypertendus, à long terme 5 grammes/jour pour l'ensemble de la population). Il faut retenir que de nombreux médecins (70 %) prescrivent un régime enrichi en sel dans diverses pathologies et dans l'effort physique… »

Plus loin, on trouve cette remarque : « L'éradication des idées fausses tournant autour de l'équation sel = hypertension artérielle est un travail de longue haleine qui ne peut aboutir sans un changement de mentalité chez les décideurs. Or, 50 % des médecins de moins de trente-cinq ans accordent moins d'attention au sel dans l'incidence de l'hypertension. Une mutation est en cours qu'il faut suivre attentivement. »

1988 : les cardiologues américains se font précis

Dans ses recommandations, l'Association américaine du cœur demande « d'éviter de consommer plus de 7,5 grammes de sel par jour ». Quinze ans auparavant, la même association demandait simplement de « modérer l'apport en sodium », sans avancer le moindre chiffre.

Au même moment, le Comité des salines de France poursuit son idée : « Le rôle prépondérant attribué au sodium plutôt qu'au chlore dans l'élévation de la pression artérielle est d'ailleurs de nouveau contesté à partir d'observations fondées sur l'ingestion de bicarbonate ou de citrate à des doses équimolaires à celles du chlorure de sodium… Nombre d'experts ont de même fait preuve de beaucoup de réserve à propos d'une modération de l'apport en sel de l'ensemble des sujets hypertendus et, plus encore, des normotendus. Il n'y a pratiquement pas d'études où ont été examinés chez l'homme les effets secondaires d'une restriction sévère des apports en sel. L'éventualité de carences graves, consécutives à des réactions en chaîne liées à des attitudes négatives en matière de nutrition, n'est pas à écarter, selon certains spécialistes en tout cas. »

1989 : diminuer toujours

Dans son rapport sur *L'alimentation et la santé*, l'Académie américaine des sciences demande de « limiter l'apport total en sel à moins de 6 grammes par jour dans un premier temps », et elle précise aussi :

« Une limitation à moins de 4,5 grammes par jour induirait probablement des effets bénéfiques plus marqués sur la santé. »

Rapport de l'Assemblée générale du Comité des salines de France : « Les contraintes de la réglementation relatives aux denrées alimentaires sont en train de peser davantage sur l'industrie du fait des orientations nouvelles prises par la Commission Européenne. Autant la réforme du droit alimentaire paraît souhaitable dans la perspective de l'achèvement du marché commun, autant le marquage nutritionnel, en allant au-delà des recommandations de l'Organisation Mondiale de la Santé et du Codex Alimentarius, devient contestable et suscite des réserves. »

1990 : le débat sur la place publique

Publication dans *Le Monde* d'un article signé Jean-Yves Nau et qui pose cette question : « Le sel joue-t-il un rôle aussi important qu'on le dit dans l'hypertension artérielle ? » et précise ses intentions : « Face à certains spécialistes, les saliniers ne souhaitent pas que le sel soit perçu comme le cholestérol. » L'article relate les conclusions d'un symposium réunissant à Montréal sept experts dont au moins deux sont des conseillers payés ou financés par les producteurs de sel. On y trouve cette affirmation surgie de la bouche du Dr Tilman Drueke, chercheur à l'Institut national de la santé et de la recherche médicale et conseiller santé du Comité des salines de France : « Rien ne permet scientifiquement de justifier une politique de réduction généralisée de l'apport alimentaire de sel. » Et l'expert d'expliquer : « L'une des questions qui restent en suspens est celle de savoir quels sont les hypertendus qui, sensibles au sel, pourraient réellement bénéficier d'une réduction des apports de ce dernier, on ne dispose malheureusement pas encore de marqueurs fiables permettant de prévoir si la réduction aura des effets positifs sur l'hypertension. Je pense que la controverse sur le rôle du sel continuera encore quelque temps, compte tenu de la complexité de la pathogénie de l'hypertension artérielle et des multiples facteurs impliqués dans cette affection. En dépit des conclusions scientifiques, certains spécialistes hésitent encore à reconnaître qu'ils se sont trompés, ce qui fait que beaucoup de praticiens croient encore dans ce domaine à la valeur du dogme. »

Quelques semaines plus tard, à la suite d'un courrier du professeur Philippe Meyer, de l'Hôpital Necker, membre du bureau de la Société européenne d'hypertension artérielle, nouvel article dans *Le Monde* titré « La controverse sur l'intérêt des régimes sans sel », avec le texte de Philippe Meyer intitulé « L'excès est dangereux », suivi d'un texte de Tilman Drueke, intitulé « Un facteur parmi d'autres » où l'on lit : « La vraie question… est celle de la consommation en sel du sujet bien portant. Faut-il conseiller à tout le monde une réduction de celle-ci alors que le sel ingéré représente en moyenne 8 grammes par jour ? Dispose-t-on d'arguments scientifiques incontestables pour justifier des campagnes visant à réduire la consommation de sel ? Est-on en mesure de recommander une dose journalière optimale à la population dans son ensemble ? À la lumière des données récentes, fournies par la recherche clinique et diverses études épidémiologiques, une telle réduction ne serait absolument pas fondée. Le sel ne paraît pas induire une élévation de la pression artérielle chez le normotendu en dépit d'hypothèses historiques qui ont été progressivement écartées par les spécialistes. Pour eux, le sel ne serait qu'un facteur parmi d'autres d'aggravation de l'hypertension chez le sujet génétiquement prédisposé. Dans ces conditions, il serait aventureux d'imposer à l'ensemble de la population des mesures diététiques contraignantes aux effets secondaires néfastes. Si l'on entend faire l'éducation sanitaire du public, mieux vaut l'inciter à modérer sa consommation d'alcool ou à lutter contre l'obésité. »

Dans le rapport de l'Assemblée générale du Comité des salines de France : « En France, la consommation de sel est de 7-8 grammes/ jour (en moyenne), ce qui correspond à un optimum d'après l'Organisation Mondiale de la Santé. Dans ces conditions, n'est-il pas arbitraire d'enjoindre aux consommateurs : supprimez la salière, le mode impératif ne laissant pas beaucoup de liberté à ceux qui éprouvent le besoin de saler leur alimentation à leur guise. Compte tenu des remous provoqués par ce slogan chez les distributeurs comme chez les producteurs, le président du Comité des salines de France a attiré l'attention du directeur général de la Santé sur ce qui lui paraissait constituer une remise en cause de la politique de prévention du goitre et de la carie grâce à la diffusion de sel iodé et fluoré auprès des ménages. La diffusion d'allégations abusives sur une substance aussi indispensable à la santé de l'homme que le sel lui faisait un devoir de prendre position sans atermoyer, d'autant que certains médecins s'inquiétaient d'une réduction aussi simplificatrice. »

1992 : un symposium pour les salines

Rapport de l'Assemblée générale du Comité des salines de France : « L'événement le plus marquant de l'actualité salinière a été le Septième Symposium International du Sel. Il s'est déroulé du 6 au 9 avril 1992 à Kyoto. Les membres du Comité Européen d'Étude du Sel ont pris une part active dans le déroulement des sessions, soit en les animant, soit en y présentant des exposés. Ceux-ci ont été regroupés sous cinq rubriques. Pour la première fois, l'une d'elles était réservée au thème "sel et santé". À cette occasion, il est apparu que le rôle du sel dans l'incidence et la maintenance de l'hypertension était fortement contesté et que des apports insuffisants en sel, alors qu'il avait été choisi comme vecteur de l'iode, pouvaient justifier l'inquiétude des spécialistes. Ceux-ci ont de nouveau exprimé leurs préoccupations lors du séminaire organisé à Bruxelles et demandé la mobilisation de tous ceux qui sont intéressés par une supplémentation en iode plus idoine. Les mises en garde de plusieurs experts, membres de la Commission médicale consultative, à propos des méta-analyses utilisées pour démontrer des a priori ont trouvé une confirmation éclatante dans les interventions du professeur Swales qui a rappelé, en prenant l'exemple du chlorure de sodium et de l'hypertension, qu'un rapprochement arbitraire d'études effectuées à partir de protocoles différents et mal contrôlés pouvait facilement déboucher sur des conclusions erronées. Les travaux poursuivis en Allemagne ont montré qu'une restriction sodée même modérée (5 grammes/jour) avait pour effet une augmentation du taux de cholestérol… en outre, chez les sujets âgés, elle affectait négativement les fonctions cognitives… ».

1993 : nouvelles recommandations

Le rapport sur la *Prévention primaire de l'hypertension* dans le cadre du Programme national d'éducation sur la pression artérielle piloté par l'Institut national de la santé américain recommande :

« Réduire l'apport en sel à moins de 6 grammes par jour. »

1995 : le lobbying actif

Les secrétariats d'État américains de l'Agriculture et de la Santé recommandent d'adopter « une alimentation avec un contenu modéré en sel, moins de 6 grammes par jour ».

Déclaration concomitante du Comité américain de coordination du programme national d'éducation sur la pression artérielle qui demande également de « modérer l'apport en sel pour atteindre au niveau national 6 grammes par jour ». Déclaration signée par une quarantaine de sociétés savantes et médicales.

Dans son rapport, le Comité des salines détaille son action : « Apprendre demande des efforts et c'est dans cet esprit qu'a été conçu, en 1994, le dossier pédagogique sur le sel, destiné aux classes de CE2. Il répond aux suggestions formulées par un groupe d'enseignants qui ont exposé ce qu'ils attendaient d'une documentation sur celui-ci. Ni déclinaisons de publicitaire, ni considérations sur le folklore. Mais une information complète et assimilable. Comportant le livret du maître, illustré sans excès, des fiches faciles à reproduire permettant de vérifier que ce qui a été appris est bien compris des enfants, un jeu interactif, adapté de celui de l'oie, ce dossier a été diffusé, après envoi d'un courrier personnalisé à plus de dix mille institutrices dans le courant du mois de novembre 1994. Un communiqué repris dans plusieurs publications s'adressant aux enseignants et aux parents d'élèves et surtout un article paru dans le Journal des Instituteurs ont suscité un regain d'intérêt dans les premiers mois de 1995. Environ deux mille exemplaires ont encore été envoyés à des maîtres d'école dont le courrier témoignait généralement d'un réel intérêt pour le sujet dans ses dimensions actuelles. À noter que certaines demandes sont venues de très loin : Taipeh, Nouméa, Saint-Laurent du Maroni. Le lancement d'une nouvelle vague est prévu pour le mois d'octobre 1995. Depuis des années, la profession salinière a le souci d'offrir aux enseignants et aux élèves une documentation adaptée à leurs besoins. Trois monographies sur le sel, traitant successivement de l'histoire, du marché et des dimensions européennes de cette substance indispensable à la vie, ont été données à Économie Géographie. La troisième, qui date de 1993, a fait l'objet d'une mise à jour à la fin de 1994. L'agence chargée des relations de la profession avec la presse écrite et parlée a mis l'accent sur les contacts personnels dans le double souci d'une meilleure exploitation des informations disponibles et d'une perception plus sensible par les émetteurs des besoins de l'opinion. En octobre 1994, un micro-trottoir sur le sel alimentaire en petits conditionnements a mis en lumière des comportements dont la motivation profonde mériterait un effort d'analyse. Le montage avec France 2 d'une émission sur le sel a été, à cet égard, riche en enseignements. Il est important que les représentants de la profession sachent répondre aux questions qui leur sont posées. Se lancer dans des explications compliquées, ne négliger aucun détail, faire preuve d'un goût trop prononcé pour le vocabulaire technique sont autant de pièges à éviter. L'analyse de la presse écrite permet d'identifier les thèmes dominants, dont sel et santé, et d'observer comment ils sont traités. La manière compte autant que la matière. La profession a poursuivi son action d'information sur le sel, vecteur de l'iode et du fluor… »

1996 : encore la menace des étiquettes

Le Comité sur la nutrition de l'Association américaine du cœur fait une nouvelle recommandation en demandant au public de « consommer moins de 6 grammes de sel par jour ».

L'Institut du sel, l'équivalent américain du Comité des salines de France, transmet une pétition à l'Administration pour l'alimentation et les médicaments afin d'éviter sur les étiquettes des mises en garde sur les dangers pour la santé des aliments trop salés, les notifications d'un contenu en sel trop élevé et même la simple mention du contenu en sel ! Cette pétition est signée par seize experts dont sept sont payés ou financés par l'Institut américain du sel ou par le Comité des salines de France.

1998 : l'étrange réponse du gouvernement français

Au mois d'octobre, le sénateur PS du Territoire de Belfort, Michel Dreyfus-Schmidt, interpelle Bernard Kouchner, ministre de la Santé, sur les risques liés à la surconsommation de sel. Il faudra attendre un an et le renfort de deux autres parlementaires, Armand Jung et Jack Lang, pour obtenir une réponse ! Cette dernière, signée par Dominique Gillot et publiée le 21 octobre 1999 au *Journal officiel*, est en langue de bois. Ainsi, afin de minimiser la consommation de sel des Français, il est fait référence aux chiffres de « l'étude Suvimax » (Supplémentation en vitamines et minéraux antioxydants), une étude qui décortique les habitudes alimentaires des Français. Seulement voilà, « l'étude Suvimax » n'a jamais émis d'informations sur le sel ! Quant aux autres données citées, elles ont été puisées dans une thèse des années soixante-dix. Cerise sur le gâteau : pour nier l'impact du sel sur l'hypertension, le ministère cite dans sa réponse un article paru en août 1998 dans la revue scientifique américaine *Science*. Or cet article, accompagnant celui de David McCarron, un spécialiste américain de l'hypertension à l'université de Portland qui est aussi un consultant de l'Institut du sel, est un modèle de désinformation.

1999 : une stratégie pour la santé publique

En France, mise en place de l'autorité administrative indépendante, l'Agence française de sécurité sanitaire des aliments.

Aux Journées de l'hypertension artérielle organisées par la Société française d'hypertension artérielle, un débat est organisé sur le thème : « Limitation de l'apport sodé, pour ou contre ? » Dans une interview titrée « Le sodium n'est plus l'ennemi, surtout quand il est sous forme de bicarbonate », parue dans une brochure *Information Santé* des Eaux du Bassin de Vichy, le Dr Tilman Drueke déclare : « C'est surtout dans les années 70 qu'on a dit que le sel était dangereux, à la suite d'études dont toutes les composantes n'avaient pas été bien analysées. Tous les excès peuvent être dangereux, mais le chlorure de sodium est un aliment nécessaire, et il est admis aujourd'hui qu'il n'y a pas de raison d'en limiter la consommation dans la population générale… »

Dans les conclusions du Congrès organisé par l'Institut américain du cœur, des poumons et du sang, qui réunit plus de cinquante-cinq experts du monde entier, on peut lire : « Le Congrès a analysé les données de la dernière décennie sur les relations entre apport en sel et pression artérielle. Les données continuent de démontrer que des apports élevés en sel sont associés à des niveaux élevés de pression artérielle et à d'autres problèmes cardiovasculaires. Les Américains consomment plus de sodium que ce qu'ils ont besoin sur le plan physiologique… »

« Une stratégie sur l'ensemble de la population pour réduire la quantité de sel dans l'alimentation est un objectif de santé publique important. »

2000 : des risques pour tous

Le rapport Eurodiet, élaboré lors d'un congrès réunissant près de cent cinquante experts du monde entier, fait ce constat : « Certains experts et groupes industriels, de même que les récentes recommandations de l'Association médicale canadienne, maintiennent que seuls les hypertendus ont besoin de réduire leur apport en sel mais cette proposition néglige le concept de prévention primaire et les études d'intervention sur les sujets non hypertendus. »

« Le bénéfice national attendu de la réduction de la pression artérielle moyenne dans les populations est beaucoup plus élevé que celui attendu du contrôle de la pression artérielle chez le petit nombre de personnes hypertendues. »

L'Association américaine pour l'avancement de la science organise un symposium intitulé « Sel alimentaire : anciennes recommandations et science actuelle » avec le concours de six experts dont quatre sont des conseillers payés ou financés par l'Institut du sel. Le résumé de ce symposium mentionne : « Peu de recommandations nutritionnelles sont aussi profondément enracinées que la notion selon laquelle une réduction de l'apport en sel est l'action la plus importante à entreprendre pour réduire le risque de développer une hypertension ou pour améliorer son contrôle. Les années soixante-dix et quatre-vingt virent la codification de ce concept dans des recommandations nutritionnelles nationales. Ceci se produisit avant que des études d'observation ou d'intervention proprement contrôlées n'aient été menées et avant la collecte d'informations au long terme montrant l'innocuité et l'efficacité d'une telle mesure lorsqu'elle est appliquée à la population générale. »

Au Huitième Symposium mondial sur le sel, organisé par les producteurs de sel et qui se tient à La Haye, la session intitulée « Apport en sel et effets sur la santé » regroupe cinq experts dont quatre sont payés ou financés par le Comité des salines de France, l'Institut américain du sel ou des producteurs de sel hollandais comme Akzo Nobel.

Le dossier de presse remis aux journalistes par le Comité des salines de France ne laisse pas place au doute : « Les statistiques relevées dans la littérature (sodium urinaire) excèdent rarement une moyenne de 10 grammes/jour pour les pays d'Europe occidentale. Sachant que les reins traitent sans difficulté des ingesta sodés (quantité de sodium ingéré) dans la plage de 5 à 16 grammes/jour, cette moyenne n'a rien qui doive entraîner la réprobation. Théoriquement les besoins physiologiques sont satisfaits à raison de 2 grammes/jour. Mais un tel régime n'est supportable sous contrôle médical que pour une faible durée. Une étude chinoise a conclu que 21 grammes/jour était une ration acceptable. L'idée que les ingesta sodés constituent un facteur déterminant dans l'hypertension artérielle reste répandue bien que trente ans se soient écoulés depuis les travaux de Dahl favorables à cette hypothèse. Il s'en est fallu de beaucoup que les extrapolations faites à l'époque aient été vérifiées. Les études épidémiologiques et les essais d'intervention se sont multipliés pour apprécier s'il serait justifié ou non de prendre des mesures restrictives concernant les apports sodés… »

2001 : journée britannique contre le sel

En Grande-Bretagne, première Journée nationale de mise en garde contre le sel (*National Salt Awareness Day*). Dans certains supermarchés, des employés font goûter à la clientèle des produits peu salés, notamment du poulet au curry. Les consommateurs ne distinguent aucune différence avec un curry « normal », et sont surpris d'apprendre que le niveau de sel a été diminué de 40 % dans cette nouvelle recette. Dans une autre chaîne de supermarchés, des posters mettent en garde les clients contre une surconsommation de sel, en rappelant que la chaîne, dans les quinze mois écoulés, a supprimé près de 380 tonnes de sel de ses plats préparés, chips, bacon, céréales et hamburgers.

L'Agence française de sécurité sanitaire des aliments met en place un groupe de travail sur le problème du sel dans l'alimentation.

Dans le texte sur *Les Apports nutritionnels conseillés à la population française*, dans le chapitre consacré au sodium, rédigé par le Dr Tilman Drueke, on peut lire : « En ce qui concerne les effets éventuels d'une restriction sodée modérée au long cours, aucune étude scientifique n'a réellement apporté la preuve de son innocuité. L'homéostasie du sel dans l'organisme requiert un apport quotidien minimum de l'ordre de 1 à 2 grammes. Cela ne signifie cependant pas qu'il faut conseiller la consommation d'une quantité de sel aussi faible. Les apports conseillés à l'heure actuelle font toujours l'objet de débats en raison des relations entre la consommation de sel et la pression artérielle, ce qui reste un sujet très controversé. En effet, pour la plupart des scientifiques le rôle des apports élevés de sel dans la pathogénie de l'hypertension artérielle est loin d'être établi, même si certains continuent à le considérer comme établi. Chez le sujet normotendu et bien portant, le niveau de la pression artérielle ne dépend que très peu ou pas de la quantité de sel consommée. En l'absence de consensus sur des apports nutritionnels conseillés, on peut simplement dire de façon générale que le sujet bien portant doit éviter les excès dans les deux sens, c'est-à-dire en pratique des apports de sel supérieurs à 12 grammes par jour ou inférieurs à 5 grammes par jour. »

Le Comité des salines de France organise un Symposium intitulé « Sel : hypertension et morbidité cardiovasculaire » avec six intervenants dont trois sont des conseillers payés ou financés par le Comité des salines de France. En exergue, le slogan : « Les débats sur les ingesta sodés (quantité de sodium ingéré) ont pris en 2001 une tournure polémique. On a pu lire tout et n'importe quoi sans fondement scientifique. Des experts se réunissent aujourd'hui pour leur redonner du sens. »

Les comptes rendus de ce symposium, publiés dans *Les Cahiers du Sel*, mentionnent : « Depuis cent ans que l'on sait mesurer la pression artérielle, la controverse sur l'opportunité ou non de réduire l'apport sodé chez les hypertendus, voire dans la population générale, n'a jamais cessé. Selon le camp, la restriction de l'apport sodé est une nécessité absolue de santé publique ou au contraire une mesure inutile, de toute manière irréalisable, et éventuellement même néfaste. Les données ne sont pas en faveur de la recommandation, aujourd'hui très commune parmi les autorités sanitaires, de maintien d'un apport sodé faible dans un but de santé publique. De plus une telle restriction de l'apport sodé s'est montrée quelque peu irréaliste, et difficile à maintenir plus de quelques semaines. Elle supposerait par ailleurs une modification profonde du conditionnement des aliments industriels, ce qui n'est pas très réaliste non plus. »

« En conclusion, ces observations indiquent que l'obésité est un déterminant important de la sensibilité au sel. Cette dernière peut se traduire soit par une élévation de la pression artérielle, soit par un accroissement de la morbidité et mortalité cardiovasculaire. Il va de soi que la mesure la plus appropriée pour réduire la sensibilité au sel chez les sujets obèses est de leur faire perdre du poids. Ceux qui conseillent de réduire les apports sodés se trompent de cible. »

Les retombées médiatiques de ce symposium sont rapides. Reuters Santé communique : « Il n'existerait pas de relation entre la consommation de sel et la pression artérielle au sein d'une même population, ont affirmé plusieurs médecins... De la même façon, le bénéfice attendu d'une restriction sodée sur la valeur de la pression artérielle serait modeste voire quasi nul. » *Le Quotidien du médecin* renchérit : « En ce qui concerne le rôle de l'apport sodé dans le niveau de la pression artérielle, des données en apparence contradictoires mettent l'accent sur la prépondérance de facteurs génétiques dans la sensibilité au sel... » *Les Actualités médicales* entonnent le même couplet : « Limiter l'apport journalier à 10 grammes est raisonnable chez l'individu sain. On ne fait pas grand-chose avec 2 grammes de sel, on reste au lit, ce qui est incompatible avec la vie moderne. La supplémentation en potassium protège mieux contre l'hypertension que l'apport sodé ne la favorise. L'importance accordée au sodium est injuste… » Le très officiel *Apports nutritionnels conseillés pour la population française*, paru en janvier 2001, se fait louvoyant. Il y est dit, entre autres, que les effets délétères éventuels d'un excès de sel sur la tension artérielle des sujets normotendus et le rôle défavorable possible de la consommation de sel dans l'étiologie des maladies cardiovasculaires ne sont pas démontrés de manière irréfutable et font l'objet de vives controverses internationales.

Sur le site du Comité des salines de France l'internaute peut s'instruire : «…C'est l'industrie alimentaire qui est une fois de plus prise à partie dans le débat où terroirs et mondialisation s'affrontent. Il est plus axé sur l'idéologie que sur la nutrition et l'Agence française de sécurité sanitaire des aliments est surtout mise en cause pour son refus de la polémique. Faute de preuves pour accuser le sel, elle s'en tient collectivement à la prudence que requiert son rôle de conseil auprès des pouvoirs publics. C'est à la communauté scientifique de calmer le jeu et d'apporter aux uns et aux autres à partir des travaux les plus sérieux publiés dans les revues médicales qui font autorité les éléments de réflexion permettant d'apprécier objectivement la situation… »

2002 : l'ombre de mesures contraignantes

L'Agence française de sécurité sanitaire des aliments organise au mois de janvier un colloque « Sel et santé » au cours duquel une trentaine de spécialistes internationaux sont invités à intervenir. Au même moment l'hebdomadaire *Le Point* révèle que j'aurais personnellement été mis sur écoute et sous surveillance par les services de renseignements français dans les années 2000.

L'Association nationale des industries agroalimentaires qui a participé aux travaux du groupe de travail de l'Agence française de sécurité sanitaire des aliments publie ce communiqué : « L'Association nationale des industries agroalimentaires continue à s'interroger sur la pertinence de la réduction de la consommation moyenne de la population générale, alors que seuls les sujets dont l'hypertension est directement liée à leur consommation en sodium et les très forts consommateurs tireraient bénéfice d'une telle mesure. »

Le groupe de travail recommande en effet dans son rapport « une réduction progressive de 20 % de l'apport en sel dans la population générale pour atteindre une valeur moyenne comprise entre 6 et 8 grammes par jour. Un étiquetage du contenu en sel sur les aliments et une information du public sur les conséquences d'un apport excessif de sel sur la santé. »

Déclaration du délégué général du Comité des salines de France : «…Nous refusons donc de donner notre caution à une politique de restriction sodée impliquant une baisse de la consommation de sel de 25 % sur cinq ans ou tendant pour la population générale à un objectif de 6 grammes par jour. Nous consentons toutefois à nous joindre à ceux qui souhaitent une politique de marquage nutritionnel volontaire des aliments dans l'intérêt bien compris des consommateurs… »

Déclaration du Dr Tilman Drueke : « Je regrette beaucoup qu'on se soit écarté du but initialement fixé à notre groupe de travail, qui consistait à trouver le moyen permettant de ramener aussi bien que possible l'ensemble de la population dans une fourchette de consommation comprise entre 5 et 12 grammes de sel par jour. Je regrette beaucoup qu'on ait entendu de façon très unilatérale les représentants de l'opinion que la réduction des apports sodés est souhaitable, puisque possible pour un grand nombre de produits alimentaires… »

En parallèle du colloque organisé par l'Agence française de sécurité sanitaire des aliments, le Comité des salines de France et l'Institut américain du sel organisent un symposium intitulé « Sel et santé, la nutrition n'est pas un gadget pour les politiciens, la nutrition est du domaine des experts scientifiques » avec la participation de six experts dont cinq sont payés ou financés par le Comité des salines de France ou l'Institut du sel.

Sur le site Internet du groupe Salins (membre à la fois du Comité des salines de France et de l'Institut du sel) on trouve une rubrique « Sel et santé » : « Les articles de presse alarmistes et les appels à la restriction sodée peuvent donc avoir des conséquences graves. Les spécialistes mondiaux les plus réputés s'accordent pour considérer qu'à ce jour, il n'existe pas de base scientifique permettant de recommander une restriction sodée pour la population dans son ensemble. »

Article publié dans la revue *Consulter en médecine générale* à la suite d'un entretien avec le Dr Tilman Drueke, intitulé « Peut-on manger salé ? » avec un chapeau : « L'Agence française de sécurité sanitaire des aliments a rendu publiques ses recommandations tendant à diminuer la consommation globale de sel de l'ensemble de la population française. Des voix s'élèvent contre cette initiative : un régime normosodé ne serait bénéfique qu'à une fraction des hypertendus et il n'est pas prouvé qu'une consommation élevée de sel induise à terme une hypertension. »

Dans les *News* de l'Association des producteurs de sel européens, on trouve le compte rendu d'une réunion qui s'est tenue au mois d'octobre : « D'un point de vue plus politique, la situation prévalant en France et au Royaume-Uni fut évoquée. Un rapport sur la consommation de sel a été publié dans le premier pays par l'Agence française de sécurité sanitaire des aliments avec la mention d'opinions divergentes, une consommation conseillée à 8 grammes/jour et la préférence pour le sel iodé. Ceci malgré le lobby anti-sel qui n'arrête pas les attaques contre les supporteurs sous contrat. Le problème épineux du sel utilisé en excès par l'industrie agroalimentaire devrait revenir sur le devant de la scène une fois encore au Royaume-Uni avec la publication prévue d'un rapport prétendant qu'il existe un lien fort entre l'apport en sel et la pression artérielle. Ce rapport a été réalisé par le Conseil scientifique sur la nutrition du ministère de la Santé et de l'Agence de sécurité alimentaire britanniques. Bien qu'une diminution soit observée dans le pays en ce qui concerne l'hypertension, les accidents vasculaires cérébraux et autres événements cardiovasculaires, l'Agence de sécurité sanitaire britannique va encore pousser les industriels à réduire le contenu en sel des aliments et recommander une moyenne journalière de 6 grammes de sel par jour (au lieu de 9 par jour) pour la population en général. »

Médecine et Hygiène fait ce constat :

« Les lobbies du sel tiennent à éviter que les pouvoirs politiques ne prennent des mesures contraignantes pour limiter les apports de sodium dans l'alimentation. »

« En sélectionnant les études qui minimisent le lien entre ces apports et l'hypertension artérielle, ils cherchent à entretenir le doute sur l'utilité de mesures préventives. Ces affirmations pourraient paraître exagérées si elles n'émanaient pas d'un ancien directeur général de la Santé en France, à la fois bon connaisseur de l'abondante littérature scientifique sur le sujet et familier des pressions qui peuvent s'exercer sur les responsables sanitaires. »

2003 : échec du lobby des salines

L'Organisation Mondiale de la Santé et l'Organisation des nations unies pour l'alimentation et l'agriculture recommandent : « Moins de 5 grammes de sel par jour avec un niveau de preuve convaincant. Parmi les nombreux facteurs de risque associés à une tension artérielle élevée, l'apport quotidien de sel est l'exposition alimentaire la plus étudiée : modèles d'expérimentation animale, études épidémiologiques, essais cliniques contrôlés et études en population… »

« Toutes les données recueillies montrent de façon convaincante que l'apport de sel est directement associé à la tension artérielle. »

L'Institut de médecine de l'Académie américaine des sciences déclare : « Considérant les données actuellement disponibles, un faible apport en sel diminue la pression artérielle et une pression artérielle basse devrait réduire le risque de maladie cardiovasculaire. Il est bien établi que la consommation actuelle de sel chez la plupart des individus aux États-Unis et au Canada dépasse largement l'apport conseillé de 3 grammes par jour et l'apport maximum de 5,7 grammes par jour. »

Le Conseil scientifique britannique sur la nutrition va dans le même sens : « L'évidence d'une association directe entre l'apport en sel et la pression artérielle a augmenté depuis 1994. Une réduction de l'apport moyen en sel dans la population diminuerait proportionnellement la pression artérielle moyenne et amènerait des bénéfices substantiels en termes de santé publique en contribuant à diminuer la fréquence des maladies cardiovasculaires. L'objectif est de réduire l'apport en sel moyen de la population à 6 grammes. »

L'Institut américain du sel porte plainte contre l'Institut national du cœur, des poumons et du sang et l'Institut américain de la santé en s'appuyant sur une loi votée en 2002 – inspirée par plusieurs industries – permettant aux entreprises, associations et citoyens de mettre en question les déclarations et les règles édictées par les agences gouvernementales et d'amener des modifications si ces agences ne peuvent pas démontrer la validité scientifique de ces déclarations. L'Institut du sel exige que l'agence lui fournisse l'ensemble des données relatives à une étude publiée dans plusieurs journaux scientifiques montrant que la pression artérielle varie selon l'apport en sel. Après un premier jugement disant que l'agence est dans son droit de ne pas transmettre ses données à l'Institut du sel, celui-ci fait appel pour « préjudice informationnel » avant de perdre définitivement le procès.

Bien que sollicitée par les Dr Tilman Drueke et Michel Beaufils, l'Académie nationale de médecine mentionne dans son rapport sur le contenu en sel de l'alimentation et l'hypertension artérielle: « La prévalence de l'hypertension artérielle est élevée dans la population française et le Programme national nutrition santé s'est fixé comme objectif de réduire de 10 mm Hg la pression artérielle systolique de l'adulte en cinq ans en proposant une hygiène de vie adéquate dont la réduction de la consommation de sel chez les gros consommateurs. Comme il est difficile de cibler ce groupe, il paraît plus adéquat, en accord avec l'Agence française de sécurité sanitaire des aliments, de s'adresser à l'ensemble de la population de manière à diminuer progressivement la consommation de sel de 20 % en cinq ans. »

2004 : trop de sel est mauvais pour votre cœur

En France, lors de l'élaboration de la loi relative à la politique de santé publique, le président de la Commission des affaires sociales de l'Assemblée et rapporteur du texte, Jean-Michel Dubernard, demande et obtient la suppression de quatre objectifs de santé publique ajoutés par les sénateurs – parmi lesquels l'excès de sel dans l'alimentation – sous prétexte « qu'il ne comportait pas d'indicateurs contrairement aux autres ». En vain: la loi relative à la politique de santé publique intègre finalement la réduction de l'apport en sel comme un de ses objectifs prioritaires.

Déclaration commune des Agences nationales de sécurité sanitaire des aliments et des Institutions intervenant dans la nutrition des pays membres de l'Union européenne:

« L'apport en sel constitue pour la plupart des pays une préoccupation majeure dans le domaine de la santé publique et selon les données scientifiques actuelles cet apport devrait être notablement réduit… »

« La diminution des apports actuels repose à la fois sur une prise de conscience accrue du consommateur concernant le rapport existant entre le sel et la santé ainsi que sur la coopération des industries alimentaires et de la restauration collective visant à réduire la teneur en sel des aliments qu'elles vendent. »

La Coalition canadienne pour la prévention et le contrôle de l'hypertension artérielle édicte ses *Recommandations canadiennes pour le contrôle de l'hypertension*. Elle fournit ainsi l'unique cas connu d'une expertise collective ne mettant pas en avant la réduction de l'apport sodé dans l'ensemble de la population ! Elle reconnaît cependant la relation entre l'apport en sel et la pression artérielle : « La population en général devrait éviter de consommer une nourriture excessivement riche en sel, les personnes normotendues mais à risque de développer une hypertension comme celles qui sont sensibles au sel, âgées de plus de 45 ans, qui ont une fonction rénale insuffisante ou qui ont un diabète ne devraient pas consommer plus de 6 grammes de sel par jour. Les personnes hypertendues devraient limiter leur apport en sel à 4-6 grammes par jour. » On note la présence dans le groupe d'experts d'Alexander Logan, conseiller payé ou financé par l'Institut américain du sel.

La même année, l'Association britannique des producteurs de sel porte plainte auprès du Bureau de vérification de la publicité contre l'Agence britannique de sécurité sanitaire des aliments à la suite d'une campagne d'information sur le sel pour les motifs suivants :

– Le slogan utilisé au cours d'une campagne de prévention, « Trop de sel est mauvais pour votre cœur », serait trompeur car il suggérerait de manière fausse que le sel est mauvais pour le cœur et peut tuer.

– La campagne de l'Agence n'est pas soutenue par la littérature scientifique internationale.

La plainte est jugée irrecevable par le Bureau de vérification de la publicité après audition du Conseil scientifique sur la nutrition et du Collège royal des médecins soutenant la justesse du slogan à la fois sur la forme et le fond.

Dans le rapport de l'Assemblée générale du Comité des salines de France, on trouve cette surprenante analyse : « On range les troubles obsessionnels compulsifs parmi les pathologies de l'anxiété. Ceux qui les présentent sont confrontés à des pensées préoccupantes comme le sel dans l'alimentation. Pour se délivrer de leurs obsessions, ils s'adonnent à des rites particuliers (compulsions). Parmi les obsessions les plus fréquentes figure la crainte de passer sous une échelle ou de consommer certains aliments. À cet égard, l'hostilité manifestée envers divers aliments en tête desquels vient le sel mérite qu'on s'y attarde un instant. En effet, on a pu l'étudier chez certains sujets qui, de par leurs fonctions ou leurs accointances, sont parvenus à la sacralisation des rituels retenus pour combattre leurs obsessions… »

2005 : contre les maladies cardiovasculaires et rénales

Les secrétariats d'État américains de l'Agriculture et de la Santé déclarent : « Consommer moins de 5,7 grammes de sel par jour. En moyenne, plus l'apport en sel d'un individu est élevé, plus sa pression artérielle est élevée. Pratiquement tous les Américains consomment des quantités de sel beaucoup trop importantes par rapport à leurs besoins physiologiques. »

« Diminuer l'apport en sel est recommandé pour réduire le risque d'hypertension et il est rappelé qu'une pression artérielle basse permet de réduire le risque de développer une maladie cardiovasculaire. »

Quant à l'Autorité européenne de sécurité des aliments, elle donne son avis au sujet de l'apport maximal tolérable de sodium : « Bien que le sodium soit un nutriment essentiel, l'apport habituel de sel chez les populations en Europe est élevé et supérieur aux besoins nutritionnels. Après avoir procédé à l'examen des preuves scientifiques, le groupe scientifique sur les produits diététiques, la nutrition et les allergies a émis l'avis selon lequel les niveaux actuels de consommation de sodium sont associés directement à une augmentation de la tension artérielle, un facteur de risque des maladies cardiovasculaires et rénales. Les experts du groupe scientifique ont conclu qu'il n'est pas possible de déterminer un niveau d'apport de sodium, se situant au-dessus de l'apport nutritionnel recommandé, qui ne soit pas susceptible d'engendrer un risque d'effets indésirables sur la santé. »

L'Association européenne des producteurs de sel réagit immédiatement : « Il n'y a pas d'évidence forte justifiant une réduction de l'apport en sel. En réaction à l'avis de l'Autorité européenne de sécurité des aliments, l'Association maintient sa position selon laquelle la connaissance scientifique actuelle ne justifie pas la réduction de l'apport journalier chez les personnes en bonne santé… »

Communiqué parallèle du Comité des salines de France : « Le sel est victime depuis plusieurs années d'une diabolisation, politiquement décidée pour faire diversion alors que les crises sanitaires inquiétaient à juste titre l'opinion, en s'appuyant davantage sur les médias que sur l'état objectif des connaissances scientifiques… »

Le Comité des salines de France fait paraître dans le *Journal du Parlement* un article titré « Sel alimentaire et sécurité des aliments » : « L'utilisation du sel est nécessaire à la sécurité des aliments. Aussi la restriction des ingesta sodés recommandée pour des motifs idéologiques va-t-elle exactement à l'encontre de la politique de qualité menée par les professionnels. Proposer une restriction sodée à l'ensemble de la population alors que, chez les sujets normaux, les reins régulent les apports en sel dans une large fourchette (4-18 grammes/jour), n'est pas sans inconvénients pour la santé des consommateurs et pour la sécurité des aliments… »

2006 : l'industrie agroalimentaire dans le collimateur

L'Association américaine du cœur déclare : « Les données disponibles suggèrent fortement les recommandations actuelles visant à réduire l'apport en sel dans l'ensemble de la population. Pour réduire l'apport en sel, les consommateurs devraient choisir des aliments pauvres en sel et limiter la quantité de sel ajoutée dans la nourriture… »

« Puisque 75 % du sel consommé provient des aliments préparés, une stratégie efficace visant à réduire l'apport en sel doit obligatoirement impliquer le secteur agroalimentaire et les restaurants qui devraient réduire progressivement la quantité de sel ajouté aux aliments de 50 % au cours des dix prochaines années. »

L'Association médicale américaine souligne pour sa part : « Les personnes qui réduisent leur apport en sel franchissent une étape importante pour prévenir les problèmes de santé. Un apport excessif en sel augmente fortement le risque de développer une hypertension et des maladies cardiovasculaires. L'Administration pour l'alimentation et les médicaments doit adopter de manière urgente une position plus ferme sur la question du sel alimentaire et mettre en place des mesures réglementaires pour limiter la quantité de sel dans les aliments préparés et les aliments servis dans les restaurants… Il faut apprendre aux consommateurs les bénéfices qu'ils pourraient retirer d'une réduction modérée persistante de leur apport en sel, améliorer l'étiquetage du contenu en sel des aliments et développer des signes visibles pour signaler les aliments riches en sel. »

La Coalition canadienne pour la prévention et le contrôle de l'hypertension artérielle lance ses nouvelles recommandations : « Il y a plusieurs choses que vous pouvez faire pour enrayer l'hypertension et maintenir votre pression artérielle à un niveau plus bas. La pression artérielle augmente avec l'âge et plus de neuf Canadiens sur dix souffriront éventuellement d'hypertension à moins d'adopter de saines habitudes de vie. Parmi ces mesures, consommer moins de sel. En général, plus un aliment a été transformé, plus il contient de sel. Essayez de ne pas ajouter de sel lors de la cuisson et enlevez la salière sur la table. » On peut noter cette fois-ci, accompagnant le changement dc ton, l'absence d'Alexander Logan, conseiller payé ou financé par l'Institut du sel américain, qui avait participé à l'élaboration des recommandations canadiennes de 1999 et 2004 !

Communiqué du Comité des salines de France : « La restriction sodée généralisée augmente le risque de mortalité cardiovasculaire. Dans certains pays, dont la France, les autorités recommandent une réduction des apports en sel à l'échelle de la population sous prétexte de réduire le risque d'accidents cardiovasculaires. Une nouvelle étude vient encore de contredire les experts en santé publique dont la démarche repose sur de simples extrapolations car aucune des quelque douze études menées pour identifier une relation causale patente n'a apporté de conclusion positive. Aux États-Unis, la seconde Enquête nationale de surveillance de la nutrition et de la santé a permis au groupe de Michael Alderman (conseiller payé ou financé par l'Institut américain du sel) d'analyser l'hypothèse d'une relation entre la consommation de sel alimentaire et la mortalité sur une longue période dans une cohorte représentative de la population américaine. Le principal résultat est la mise en évidence d'une relation inverse – statistiquement acceptable – entre les apports sodés d'une part et la mortalité cardiovasculaire ainsi que la mortalité toutes causes d'autre part… »

2007 : l'OMS lance un cri d'alarme

L'Organisation Mondiale de la Santé lance un appel :

« Les stratégies visant à réduire la consommation de sel dans l'ensemble des populations sont très peu coûteuses et amélioreront l'état de santé général. L'apport en sel est excessif dans presque toutes les populations. »

« Étant donné les effets nocifs d'une consommation excessive de sel sur la santé et particulièrement sur la pression artérielle et les maladies cardiovasculaires, des politiques pour réduire l'apport en sel dans l'ensemble des populations devraient être mises en place de manière urgente dans tous les pays. Une consommation moyenne inférieure à 5 grammes par jour devrait être l'objectif immédiat pour la population générale de chaque pays. Les ministères de la Santé ou les agences nationales mandatées devraient pousser au développement et à l'application des politiques visant à réduire la consommation de sel dans l'ensemble des populations ».

L'Association des producteurs de sel européens, invitée à venir exprimer son opinion devant le groupe de travail de l'OMS, n'a pas jugé bon de se déplacer.

L'Association médicale américaine encourage le gouvernement de Washington à prendre des mesures pour réduire l'excès de sel alimentaire et pour avertir les consommateurs. Elle déclare : « La nécessité d'une action immédiate est claire... L'excès de sel augmente énormément le risque de développer une hypertension, un infarctus du myocarde ou un accident vasculaire cérébral. Les données montrent que la plupart des Américains consomment deux à trois fois la quantité de sel nécessaire à l'organisme et que 75 à 80 % de l'apport journalier proviennent des aliments transformés. Les Américains ne consomment pas de grandes quantités de sel parce qu'ils le demandent, ils en consomment le plus souvent de manière inconsciente parce que le secteur agroalimentaire en rajoute dans les aliments. Réduire de 50 % la quantité de sel dans notre alimentation au cours des dix prochaines années pourrait sauver au moins cent cinquante mille vies chaque année. »

Réaction de l'Association européenne des producteurs de sel à la publication d'un Livre Blanc du Conseil sur la santé de l'Union européenne proposant une stratégie nutritionnelle d'ensemble pour l'Union incluant des campagnes contre le sel : « L'Association est globalement favorable et soutient les conclusions du Conseil concernant la nutrition et les problèmes liés au surpoids et à l'obésité en Europe. Cependant, elle conteste le fait que la réduction de l'apport sodé soit une des cibles de la stratégie à long terme car les scientifiques n'ont pas établi de relations entre le sel et l'obésité et qu'il n'y a pas de consensus scientifique sur les bénéfices de santé attendus d'une réduction de l'apport en sel dans les populations en bonne santé. De plus, il n'y a pas de données fiables sur la consommation de sel pour démontrer le soi-disant apport excessif qui justifierait une réduction comme recommandation principale. »

Le forum « Sel et santé » organisé à Paris par l'Association des producteurs de sel européens réunit quatre experts dont deux, Tilman Drueke et David McCarron, sont payés ou financés par le Comité des salines de France ou par l'Institut américain du sel. Les retombées médiatiques de ce forum s'expriment dans *Le Panorama du médecin* par un article titré « Les effets incertains de la restriction sodée » et qui se termine par cette citation du Dr Tilman Drueke : « Dans plusieurs pays, d'importants efforts sont consentis pour encourager la population à réduire sa consommation de sel. C'est notamment le cas du Royaume-Uni, de la France et de la Finlande. Il semblerait plus approprié en fait d'éviter la surcharge pondérale et d'instaurer une alimentation saine, riche en fruits et légumes. »

L'Agence française de sécurité sanitaire des aliments publie une enquête nationale où l'on peut constater que la consommation moyenne de sel dans la population française, qui est de l'ordre de 8,5 grammes par jour et par personne, n'a guère varié entre 2000 et 2007.

2008 : pourquoi cela ne continuerait-il pas ?

L'Association nationale des consommateurs constate que les teneurs en sel des aliments transformés, en particulier le pain, les fromages et les charcuteries, n'ont pratiquement pas changé depuis 2003. Pourquoi se gêner ?

IV

Pot de terre contre pot de fer

L'alimentation actuelle dans les pays industrialisés contient beaucoup trop de sel par rapport aux besoins physiologiques de l'organisme. La consommation d'aliments naturels fournit seulement un à deux grammes de sel par jour, soit la quantité nécessaire et suffisante pour assurer le bon fonctionnement du corps. Or, dans nos pays, nous avalons en moyenne quotidiennement 8 à 10 grammes de sel, certains beaucoup plus, d'autres moins. Les trois quarts de l'apport quotidien en sel proviennent du sel caché dans les aliments transformés, du pain aux soupes en passant par la charcuterie et le fromage, et non du sel ajouté en cuisine ou à table. Les gens sont ainsi totalement inconscients de la quantité de sel qu'ils ingèrent, ce qui rend indispensable l'étiquetage de la quantité de sel présent dans les aliments. En outre, l'ambiguïté entretenue sur l'excès de sel et son effet sur la santé n'a pas lieu d'être : toutes les expertises indépendantes sur le sujet concluent que l'excès de sel favorise l'hypertension et les maladies cardiovasculaires.

J'expliquais tout cela au journaliste venu m'interviewer pour *TOC*, un petit mensuel généraliste distribué en région parisienne, aujourd'hui disparu. Face aux problèmes que je soulevais, il me posa cette question fondamentale :

– Pourquoi en France, jusqu'à l'an 2000, le problème de l'excès de sel était-il totalement passé sous silence ?

J'ai répondu en ces termes :

« Le lobby des producteurs de sel et du secteur agroalimentaire industriel est très actif. Il désinforme les professionnels de la santé et les médias. »

Cette phrase, je ne l'avais ni lancée au hasard ni jetée dans la chaleur de la conversation. Je voulais, d'une part, souligner l'action des lobbies et, d'autre part, désigner les raisons de l'inaction des pouvoirs publics pour remédier à ce problème de santé publique. Il est évident que l'attentisme et le laisser-aller des autorités dans ce domaine sont liés à la pression incessante des producteurs de sel et plus encore du secteur agroalimentaire, qui n'ont aucun intérêt à ce que la situation change.

D'ailleurs, l'article n'est pas passé inaperçu. Le Comité des salines de France, syndicat qui regroupe l'ensemble des producteurs industriels de sel, s'est senti visé...

Devant nos juges

Plainte pour diffamation a donc été déposée en ces termes contre le magazine *TOC* et contre moi-même : « Constitué au début des années 1920, l'objet du Comité des salines de France est notamment de défendre les intérêts collectifs de la profession qu'il représente. Cette mission de défense inclut un aspect fondamental tenant à la communication auprès de l'État et de toute personne intéressée, telle que les professionnels de la santé et les médias. L'article publié porte gravement atteinte à l'honneur et à la considération du Comité et constitue une diffamation publique... Le Comité en sa qualité d'unique représentant et porte-parole des producteurs de sel en France est directement visé par cette accusation de pratiquer la désinformation. S'agissant en l'espèce d'un domaine aussi sensible que la santé, une accusation aussi grave porte nécessairement atteinte à son honneur et à sa considération. Au surplus, cette allégation s'insère dans un article dont le titre est "Scandale alimentaire: sel, le vice caché" qui conduit inévitablement le lecteur à penser que le Comité est directement et personnellement impliqué dans un scandale alimentaire, l'expression "vice caché" venant encore renforcer l'idée d'un comportement trompeur, voire malhonnête. Enfin, la présence de la mention "le sel tue" sur une boîte de sel représentée en milieu de page, par l'assimilation faite au tabac, renvoie le lecteur aux campagnes actuelles faites en faveur de l'interdiction de fumer et aux accusations dirigées contre les fabricants de cigarettes quant aux risques qu'ils auraient caché et à leurs méthodes marketing. L'affichage de cette mention est de nature à faire penser que la désinformation imputée au Comité consiste à cacher que le sel serait un poison mortel. Ces propos, notamment en ce qu'ils imputent au Comité des faits, susceptibles au surplus d'être pénalement répréhensibles, relèvent donc de la qualification du délit de diffamation. »

D'autres tentatives d'intimidation

Ce n'était pas la première fois qu'un lobby du sel tentait de s'imposer et de déstabiliser ses opposants par voie de la justice. En 2003, l'Institut américain du sel avait déjà porté plainte contre l'Institut américain de la santé en exigeant qu'on lui fournisse l'ensemble des données relatives à une étude montrant que la pression artérielle varie selon l'apport en sel, afin de pouvoir l'analyser à leur sauce… Le jugement a tranché: l'Institut de la santé était dans son droit et n'avait pas à transmettre ses données aux professionnels du sel.

En 2004, l'Association britannique des producteurs de sel portait plainte à son tour contre l'Agence de sécurité sanitaire britannique à la suite d'une campagne d'information sur le sel dont le slogan, « Trop de sel est mauvais pour votre cœur », déplaisait au lobby du sel. La plainte a été jugée irrecevable en raison de la justesse du slogan à la fois sur la forme et le fond.

La Compagnie des malins

En ce qui concerne mon procès, la présidente du tribunal a ouvert les débats en laissant échapper un lapsus : elle a parlé de la « Compagnie des malins », alors qu'elle voulait évidemment évoquer la « Compagnie des salins »... Nul besoin de réveiller les mânes de Sigmund Freud pour analyser ce lapsus qui a déclenché les rires de l'assistance...

À la barre, j'ai tout d'abord évoqué mon parcours de chercheur et mes connaissances scientifiques – forgée par les expertises indépendantes qui se sont accumulées depuis quarante ans à travers le monde – sur le lien indéniable entre une consommation excessive de sel et l'hypertension, dérèglement qui se trouve à l'origine d'une importante mortalité cardiovasculaire. J'ai également fait remarquer que la plupart des personnes présentes dans la salle étaient exposées au problème tout comme la très grande majorité de la population française...

J'ai rappelé le décret de création de l'Institut national de la santé et de la recherche médicale, auquel je suis rattaché : « L'Institut est au service de la santé de tous et contribue par la recherche à mieux connaître et à améliorer la santé de l'homme. » Une mission qui l'exonère de se soucier de quelques intérêts particuliers quand surgissent des problèmes sanitaires graves.

J'ai évoqué ensuite le poids du lobbying des professionnels du sel depuis trente ans, qui s'emploient à faire croire à l'existence d'une controverse, d'un débat au sujet de la nocivité de l'excès de sel, et qui pour cela mettent en avant les quelques études allant dans leur sens.

Puis vint le défilé des témoins... Le professeur Joël Ménard avoua avoir découvert avec surprise les réactions suscitées chez les industriels par les prises de position en faveur de la santé publique. Il rapporta les actions de ce lobby au temps où il était directeur général de la Santé… La volonté de réduire la consommation de la population en sel avait ainsi été qualifiée par le lobby de « politique à la Lyssenko », allusion à l'auteur d'une théorie génétique farfelue qui connut son heure de gloire en Union Soviétique sous Staline et fit envoyer au goulag d'éminents scientifiques capables de s'opposer à la vérité nouvelle.

– Les professionnels du sel cherchaient-ils à développer une stratégie pour concurrencer les apports des publications scientifiques ? demanda la présidente.

Le professeur Ménard rapporta alors comment la stratégie des producteurs de sel avait permis de retarder de plusieurs années des décisions de santé publique destinées à protéger la population.

Christophe Labbé, journaliste au *Point,* qui suivait ce dossier depuis sept ans, expliqua comment le lobby du sel désinformait les médias. Il dévoila cette stratégie en faisant état d'une note confidentielle émise par une multinationale américaine spécialisée dans le secteur agroalimentaire : il s'agissait clairement de créer « un écran de fumée » destiné à masquer le problème de santé publique en mettant en avant les bienfaits d'une consommation de calcium dans la lutte contre l'hypertension…

Il précisa l'action internationale de ce lobby, et insista sur son efficacité : des réponses du ministre français de la Santé à des questions écrites portant sur l'excès de sel reprenaient des articles issus du lobby du sel !

– Voici quelques années, rappela-t-il, une entreprise membre du Comité des salines possédait une filiale pharmaceutique commercialisant cinq antihypertenseurs…

La boucle était ainsi bouclée !

De son côté, Bernard Moinier, le représentant du Comité des salines de France, qualifia de « vieux serpent de mer » les allégations sur le lien entre sel et hypertension, jugeant que le sel constituait, au contraire, un outil de prévention en santé publique ! Il expliqua que, désireux de s'entourer des meilleures compétences et refusant de se contenter d'informations vagues et erronées, son Comité avait eu recours à un expert scientifique chargé d'analyser de façon objective la littérature scientifique, le Dr Tilman Drueke. Celui-ci, bien qu'appartenant au même Institut que moi-même, donc payé par le contribuable, était effectivement assis non pas dans la salle mais avec la partie civile. Il faut dire que plus de vingt années d'activité de consultant rémunéré, cela doit créer des liens…

La présidente demanda alors à Bernard Moinier de citer une seule expertise collective indépendante démontrant l'absence de nocivité de l'excès de sel. Évidemment, il s'en montra tout à fait incapable. Il affirma pourtant que de « nombreuses études » mettaient en évidence une relation inverse entre l'apport de sel et le risque cardiovasculaire. Il cita en particulier les travaux de Michael Alderman aux Etats-Unis dont les liens avec le lobby du sel américain sont notoires. Interrogé sur ces liens, Bernard Moinier reconnut leur existence mais se demanda où était le problème en précisant que de tels liens entre la recherche et les entreprises étaient bien dans l'air du temps…

La défense d'intérêts particuliers

À l'heure des plaidoiries, l'avocat du Comité des salines de France demanda que l'on ne se trompât pas de procès : il ne s'agissait pas de juger le sel, mais de répondre à une plainte en diffamation. Le Comité considérait que les termes employés pour affirmer que le lobby désinformait étaient intolérables. Il refusait absolument la comparaison du sel avec le tabac ou l'amiante, car le sel reste un élément indispensable à la vie. Il s'insurgea contre la présentation « insupportable » du dossier, prétendument fondé sur des certitudes, alors qu'il y avait débat et que celui-ci devait se poursuivre... Laisser penser que le sel est un poison mortel alors qu'il est nécessaire constituait, selon l'avocat, une atteinte à l'honneur de la profession.

Pour revenir plus précisément à ma petite phrase incriminée, le procureur remarqua que la partie civile s'était elle-même reconnue dans le terme de « lobby du sel », alors qu'elle n'était pas nommée. Elle se questionna sur ce que recouvre le terme de « lobbying » :

– S'agit-il de défendre l'intérêt général ? demanda-t-elle. Non, il est admis qu'il s'agit de la défense d'intérêts particuliers.

Dès lors, est-ce porter atteinte à l'honneur du Comité des salines de France que de parler de désinformation ? Le procureur releva ensuite le bien-fondé du but poursuivi : il apparaît, en effet, légitime de s'intéresser à la santé publique.

– Ce scientifique, chercheur à l'Institut national de la santé et de la recherche médicale, expert auprès de l'Agence française de sécurité sanitaire des aliments et de l'Organisation Mondiale de la Santé, est bien sûr amené à s'exprimer selon ses connaissances et à souligner les contradictions d'intérêts : ceci est particulièrement légitime. C'est non seulement un droit, mais même un devoir que de susciter le débat, ici à l'aide d'une interview fondée sur des sources scientifiques et des expertises collectives.

Le procureur termina en louant l'équilibre, la clarté dans l'expression, l'absence de propos insultants ou injurieux de l'interview. Elle y voyait bien ce que j'avais voulu y exprimer : une analyse scientifique énoncée en termes adaptés et mesurés. Elle ne voyait rien dans cet extrait, ni dans le titre de l'article ni dans le dessin l'accompagnant, qui pourrait entraîner une condamnation du chef de diffamation...

Ainsi ressortait la réalité crue de l'action du lobby : cacher les certitudes, nier les conclusions des expertises collectives et indépendantes, mettre en avant quelques études choisies avec l'aide de scientifiques rémunérés.

Toute cette stratégie apparaissait en pleine lumière ! Cette désinformation patiemment organisée par des industriels pour des motifs mercantiles ne constituait pourtant ni une découverte ni une première. On a connu semblable attitude irresponsable avec le plomb, l'alcool, le tabac, l'amiante...

Ainsi, dans le Rapport de la mission commune d'information du Sénat de 2005 sur le bilan et les conséquences de la contamination par l'amiante, on peut lire : « La mission considère que le fait que le dossier de l'amiante ait été officieusement délégué entre 1982 et 1995 à une structure informelle et singulière – le Comité Permanent Amiante – qui n'était en fait qu'un lobby de l'industrie dans lequel siégeaient également des scientifiques et des représentants des ministères concernés, et qui prônait l'usage contrôlé de l'amiante, a joué un rôle non négligeable dans le retard de l'interdiction de ce matériau en France. Comme il sera vu plus loin, et en l'absence de toute tutelle ministérielle, le Comité Permanent Amiante a bénéficié de la caution de scientifiques éminents mais aussi de jeunes chercheurs abusés, et a participé à de nombreux et coûteux colloques à l'étranger – en particulier au Canada, dont on sait la position à l'égard de l'amiante – financés par les industriels et ayant pour objet de prolonger l'utilisation du minéral et d'en relativiser les risques. Le Comité Permanent Amiante apparaît ainsi, selon la mission, comme un modèle de lobbying, de communication et de manipulation, et a su exploiter, en l'absence de l'État, de pseudo-incertitudes scientifiques qui pourtant étaient levées, pour la plupart, par la littérature anglo-saxonne la plus sérieuse de l'époque. »

Mon avocat, Me Bernard Fau, prenant la parole à son tour, résuma les preuves de ma bonne foi : mon discours était fondé sur des connaissances acquises, mon référent était constitué des données de l'expertise institutionnelle en matière de santé publique, au plan national, communautaire et international, qui toutes indiquaient la nécessité d'une réduction sodée pour abaisser la tension artérielle de la population et faire chuter la mortalité cardiovasculaire.

Il donna ensuite connaissance de quelques extraits d'une lettre envoyée par le Comité des salines de France au directeur général de l'Institut national de la santé et de la recherche médicale auquel je suis rattaché : « Dans un récent passé, nous vous avons alerté sur les attaques sans fondement scientifique à l'égard du sel alimentaire auxquelles, dans sa monomanie, Pierre Meneton se livrait sans discernement ni mesure. Nous sommes dans l'obligation d'attirer votre attention sur un entretien que ce chercheur vient d'accorder ès qualité, associant votre Institut à ses élucubrations anti-sel. À ses propos controuvés qui traduisent une extraordinaire lecture sélective de la littérature sur le sel, l'hypertension artérielle et la mortalité cardiovasculaire, s'ajoute la mise en cause du lobby du sel, constitué à l'en croire de meurtriers puisque cette substance est mortifère. Ce montage diffamatoire est scandaleux. Il comporte un risque grave pour la notoriété de ce groupe et l'emploi de ceux qui s'activent à promouvoir un sel de qualité, conscients de leur rôle social aux côtés des pouvoirs publics. Tout comme le groupe salin, nous nous réservons d'engager les poursuites prévues par la Loi. Néanmoins, dès à présent, nous vous invitons à prendre à l'égard de ce chercheur extravagant les sanctions qui s'imposent et de publier un communiqué marquant clairement que l'Institut national de la santé et de la recherche médicale se désolidarise de ses allégations concernant les ingesta sodés (quantité de sodium ingéré) et les accidents cardiovasculaires. » Cette véritable lettre de dénonciation renvoyait, selon l'avocat, aux heures sombres du régime de Vichy…

Quant à moi, qui avais le dernier mot, il m'a semblé utile de lire un passage évocateur du rapport de l'Association médicale américaine en 2007 :

« La nécessité d'une action immédiate est claire. Les morts attribués à l'excès de sel représentent un lourd tribut, l'équivalent d'un jumbo jet avec plus de quatre cents passagers s'écrasant chaque jour de l'année, année après année. »

Le verdict est tombé le 13 mars 2008. Le Tribunal de Grande Instance de Paris m'a acquitté, reconnaissant ainsi l'action de désinformation des lobbies, dont la plainte a été déboutée. L'industrie du sel, par l'intermédiaire du Comité des salines de France, avait tenté de marquer un grand coup par un procès public, elle avait espéré créer une jurisprudence sur laquelle elle aurait pu s'appuyer dans l'avenir afin de poursuivre allègrement et quiètement sa tâche de désinformation. Cette stratégie s'est révélée catastrophique pour eux. En fait, tout cela a permis aux journaux de titrer sur les dangers de l'abus de sel et de diriger les phares de l'actualité sur ce problème de santé publique. Les analystes voyaient un peu dans ce dossier « le pot de terre contre le pot de fer », avec la vision romantique du petit chercheur qui s'était dressé, seul, contre une puissante industrie… Aux journalistes qui me tendaient leur micro à la sortie du tribunal, j'ai plutôt fait cette déclaration :

– Ce jugement reconnaît l'existence d'un lobbying actif autour du problème de l'excès de sel, et reconnaît surtout le lien entre lobbying et désinformation. Cette reconnaissance du travail de désinformation des lobbies est très importante, car il s'agit d'un problème récurrent dans les relations entre le monde économique et la sphère politique, qui affecte de multiples enjeux sanitaires et environnementaux.

Seconde partie :

Les effets sur la santé

Si le sel est indispensable à la vie,
il se transforme en tueur en série lorsqu'on en abuse.

I

MYTHES ET RÉALITÉS AUTOUR DE LA NUTRITION

Nous sommes sursaturés d'informations concernant notre alimentation : des communiqués de presse, des congrès et conférences, des magazines spécialisés, des articles de journaux, des émissions de télévision et de radio ou des livres à succès. C'est une bonne chose, car il y a seulement vingt ans, ce n'était pas un sujet très fréquemment évoqué.

Pourtant, une quantité considérable de connaissances sur les relations entre l'alimentation et la santé était déjà disponible, avec des travaux très pertinents publiés dès la fin du XIXe ou le début du XXe siècle. Ces connaissances étaient confinées à des cercles d'initiés, médecins et académiciens, conseils scientifiques d'entreprises agroalimentaires et pharmaceutiques, milieu politique, quand elles ne dormaient tout simplement pas, inexploitées, dans les archives. On aboutissait ainsi à cette situation où les contribuables, qui finançaient par leurs impôts directs et indirects la plupart des laboratoires de recherche et des services cliniques à l'origine de ces connaissances, n'en bénéficiaient quasiment pas… Si la situation s'est grandement améliorée du point de vue de la diffusion des informations, nous sommes maintenant confrontés à un autre problème : comment traiter ce déluge d'informations ? Est-ce que certaines d'entre elles ne seraient pas plutôt de la désinformation ? Peut-on avoir des repères permettant de s'y retrouver ?

Il suffit de réfléchir brièvement aux schémas généraux de régulation de la pression artérielle, de la concentration sanguine de glucose ou du poids corporel pour prendre conscience de la multiplicité des types cellulaires qui entrent en jeu : hépatocytes, cellules épithéliales rénales, cellules musculaires, adipocytes, cellules endothéliales, etc. Nous savons qu'un type cellulaire différencié exprime plusieurs milliers de gènes et que les gènes exprimés diffèrent d'un type cellulaire à l'autre. Autrement dit, plusieurs milliers de gènes sont susceptibles d'intervenir directement ou indirectement dans le contrôle de ces paramètres biologiques. Ce sont les interactions, à la fois spatiales et temporelles, entre ces différents gènes qui déterminent le niveau de pression artérielle, la concentration sanguine de glucose ou le poids corporel d'un organisme dans un environnement donné. Dans la quasi-totalité des raisonnements en recherche ou en médecine, encore fondés sur une vision simpliste de la réalité consistant à étudier ou à agir sur un seul gène ou un seul facteur environnemental, on fait comme si la nature multifactorielle des paramètres biologiques n'existait pas. On ne trouvera pas le gène responsable de l'obésité, du diabète de type 2, de l'hypertension, des maladies cardiovasculaires ou des cancers parce qu'il n'existe pas ; ce que l'on peut espérer caractériser, ce sont les interactions fonctionnelles entre les différents gènes qui participent aux phénomènes, de même que les interactions entre ces gènes et les facteurs environnementaux. Les études de génétique humaine ou les expériences sur des souris génétiquement modifiées indiquent clairement que chaque facteur génétique ou environnemental joue un rôle relativement faible dans la réalisation finale de l'ensemble des caractères individuels. Ainsi, aucun facteur ne semble agir à lui seul de manière déterminante dans le développement de ces pathologies.

Ce sont les interactions entre les facteurs génétiques et environnementaux, et non pas les facteurs pris individuellement, qui déterminent le niveau de pression artérielle, la concentration sanguine de glucose ou le poids corporel d'un individu à un moment donné.

Il est rare que l'on puisse associer de manière reproductible un polymorphisme génétique à une pathologie. Les cas d'hypertension, d'obésité ou de diabète, qui se transmettent génétiquement, ne représentent qu'une infime fraction des cas observés dans la population. Ces pathologies à transmission génétique correspondent en fait à des combinaisons très particulières de facteurs génétiques et environnementaux, que l'on va retrouver très rarement dans quelques familles et qui font qu'un polymorphisme ou une mutation spécifique se traduise de manière fréquente, mais non systématique, par un phénotype défini.

Le leurre du déterminisme génétique

C'est sur l'étude de ces pathologies à transmission génétique simple que repose l'essentiel des connaissances actuelles sur les bases moléculaires des grandes pathologies de civilisation. Pour la quasi-totalité des cas de diabète, d'hypertension ou d'obésité, dont la transmission de génération en génération ne suit pas les lois de la génétique, nous n'avons pour l'instant identifié que quelques polymorphismes faiblement associés qui n'expliquent qu'une faible part de la variabilité observée de la pression artérielle, de la glycémie ou du poids corporel dans la population. Souvent, les associations entre ces polymorphismes et les pathologies ne se retrouvent pas systématiquement d'une étude à l'autre. Ce n'est pas très étonnant car, l'effet propre d'un polymorphisme étant relativement faible, il est pratiquement impossible d'éviter les variations aléatoires des autres facteurs génétiques et environnementaux participant au phénotype, surtout dans les études réalisées chez l'homme. La conséquence est que l'on ne connaît toujours pas les bases génétiques, c'est-à-dire les combinaisons de facteurs déterminant la susceptibilité d'un individu à développer une hypertension, une obésité, un diabète, une maladie cardiovasculaire ou un cancer dans un environnement donné. Étant donné qu'au minimum plusieurs centaines de gènes sont directement impliqués dans le développement de ces pathologies, nous sommes encore loin de l'objectif et ce n'est pas avec les méthodes simplistes actuellement utilisées dans les laboratoires de recherche et dans les services cliniques que l'on va pouvoir avancer de manière significative.

Une conséquence importante de la nature multifactorielle des paramètres biologiques est la distribution normale de leurs valeurs dans les populations (la fameuse courbe en cloche). Quelle que soit la population, on observe toujours que la majorité des individus ont une pression artérielle, une concentration sanguine de glucose ou un poids corporel qui se situe autour d'une valeur médiane, que plus on s'éloigne de cette valeur, plus le nombre d'individus concernés est faible, et que la différence entre les valeurs extrêmes ne dépasse que rarement un facteur deux.

La nature multifactorielle des paramètres biologiques ne nous empêche pas d'essayer de délimiter le rôle individuel d'un facteur génétique ou environnemental, à condition de garder constants les autres facteurs intervenant, ou au moins d'en tenir compte, ce qui n'est pas toujours facile à faire même si ces facteurs sont connus. On utilise souvent des phénotypes intermédiaires comme la pression artérielle, la concentration sanguine de glucose ou le poids corporel, qui sont bien pratiques car ils sont déjà la résultante d'une combinatoire de facteurs génétiques et environnementaux et permettent donc en quelque sorte de simplifier l'analyse. C'est ainsi que l'hypertension, le diabète ou l'obésité peuvent être vus comme des situations qui révèlent l'existence de combinaisons de facteurs génétiques et environnementaux favorisant le développement des maladies cardiovasculaires.

Le lent développement du mal

Un problème fréquent concernant ces corrélations, résultant encore une fois d'une approche particulièrement simpliste des phénomènes, est le fait que les associations sont établies entre des paramètres mesurés à peu près au même moment dans la population. Or nous savons que le développement d'une hypertension, d'un diabète et plus encore d'un accident cardiovasculaire est un phénomène très lent, s'étalant sur des dizaines d'années, comme le montre l'analyse de la prévalence de ces pathologies en fonction de l'âge des individus dans les populations des pays industrialisés.

À vingt ans, peu de gens ont une hypertension ou un syndrome métabolique, et encore moins un accident cardiovasculaire ou un cancer. En revanche, la fréquence de ces pathologies augmente grandement avec l'âge, c'est-à-dire que les individus dont le patrimoine génétique prédispose à développer la maladie le font au bout de dix, vingt ou trente ans. D'où l'aberration à vouloir corréler des paramètres mesurés au même instant alors que l'on sait qu'il ne peut pas y avoir de relations causales entre eux. L'illustration en est fournie par la relation entre la concentration de cholestérol dans le plasma sanguin ou l'apport alimentaire en graisses animales et la mortalité cardiovasculaire. La corrélation est bien meilleure lorsque la mortalité est comparée aux paramètres du plasma et de l'alimentation mesurés vingt ans auparavant plutôt qu'au même moment.

L'absence de seuil

La relation entre un phénotype intermédiaire et le risque individuel de développer une pathologie est en général une relation exponentielle dont une caractéristique importante est de ne pas présenter de seuil à partir duquel le risque commencerait à augmenter. Cette absence de seuil rend illusoire la définition d'un repère pour définir les valeurs déviantes des valeurs normales. Ainsi, la définition des personnes atteintes d'hypertension (pressions respectivement supérieures à 160 et 90 millimètres de mercure) ou d'hypercholestérolémie (concentration plasmatique de cholestérol supérieure à 0,9 grammes par litre de sang) est totalement arbitraire. Pire encore, cette définition n'est pas optimale du point de vue de la santé publique, c'est-à-dire du nombre de personnes qui devraient être prises en charge pour diminuer la morbidité et la mortalité dans la population.

Prenons le cas de l'hypertension qui est un facteur de risque important des accidents cérébraux vasculaires, la distribution normale de la valeur de la pression artérielle dans la population (pression diastolique centrée autour de 85 millimètres de mercure) et la relation exponentielle sans seuil entre la valeur de la pression et le risque individuel d'accident vasculaire cérébral ont une conséquence importante. Les personnes avec une pression artérielle moyenne ont un risque individuel d'accident cérébral vasculaire moins important que les personnes ayant une pression élevée, mais comme ils sont beaucoup plus nombreux, le pic de mortalité lié aux accidents cérébraux vasculaires est composé de gens ayant une pression artérielle moyenne et non de gens avec une pression élevée. Comme l'énonçait Geoffrey Rose, un grand nombre de personnes exposées à un petit risque peuvent générer beaucoup plus de cas pathologiques qu'un petit nombre de personnes exposées à un grand risque. Or actuellement la médecine ne s'intéresse qu'aux gens ayant une pression artérielle élevée, c'est-à-dire que nous cherchons par une approche individuelle de la maladie à soulager les gens les plus atteints dans la population. Pourtant, il est essentiel de réaliser que cette approche n'est pas la plus appropriée du point de vue de la santé publique, puisqu'elle n'agit pas contre la plupart des cas d'accidents cérébraux vasculaires. Cela explique pourquoi la valeur arbitraire de la pression artérielle définissant l'hypertension n'a cessé de diminuer au cours du XXe siècle, en particulier sous l'influence des industries pharmaceutiques qui voudraient traiter le plus de monde possible avec des médicaments...

Grâce à des changements dans les facteurs alimentaires ou comportementaux qui interviennent dans la détermination du niveau de pression artérielle, on peut agir sur l'ensemble de la population et non plus seulement sur les individus à risque. En prenant là encore l'exemple des accidents cérébraux vasculaires, on constate qu'un traitement pharmacologique antihypertenseur sur le petit nombre d'individus les plus à risque est moins efficace qu'une mesure alimentaire qui décale l'ensemble de la courbe de distribution de la pression artérielle dans la population vers les valeurs basses. Ce raisonnement, qui est également valable pour les autres phénotypes intermédiaires, comme l'obésité, le diabète, ou l'hypercholestérolémie montre qu'il ne peut pas y avoir d'amélioration majeure de la santé publique avec les approches actuelles, qui privilégient le traitement thérapeutique des personnes à risque et négligent les stratégies préventives sur l'ensemble de la population.

Risques et vieillissement

Puisque la fréquence des pathologies augmente avec l'âge des individus dans les pays industrialisés, est-ce à dire que ces pathologies sont intrinsèquement liées au vieillissement de l'organisme humain ? La réponse est apportée par les populations de chasseurs-cueilleurs étudiées au cours du XXe siècle avant l'adoption des comportements et des produits liés à l'industrialisation. Il apparaît que la prévalence de l'hypertension, du diabète, de l'obésité, des cancers et des maladies cardiovasculaires dans ces populations est très faible comparée à la prévalence observée dans les pays industrialisés. De plus, l'augmentation de la fréquence de ces pathologies en fonction de l'âge des individus ne se produit pas.

Cette différence fondamentale entre les populations de chasseurs-cueilleurs et les populations industrialisées ne peut pas résulter de caractéristiques génétiques particulières car l'espèce humaine est génétiquement très homogène, c'est-à-dire que, d'un point de vue génétique, les différences entre les populations ne représentent qu'une très faible fraction des différences interindividuelles qui existent au sein même des populations. Autrement dit, une observation faite dans une population de taille suffisamment importante a une forte probabilité d'être vraie dans les autres populations humaines, a fortiori pour une observation faite dans plusieurs populations réparties sur les cinq continents. Par conséquent, la réponse à la question posée est claire :

L'organisme humain placé dans des conditions naturelles ne développe que très rarement une hypertension, une obésité, un diabète, une maladie cardiovasculaire ou un cancer, des pathologies qui ne font donc pas partie du processus de vieillissement.

C'est une erreur d'affirmer comme on l'entend souvent que l'augmentation de la prévalence de ces pathologies est due à l'augmentation de l'âge moyen des individus. Le vieillissement des populations dans les pays industrialisés ne fait qu'augmenter le nombre d'individus chez lesquels les pathologies ont suffisamment de temps pour se développer, il n'en est pas la cause.

En fait, la mortalité liée aux maladies cardiovasculaires ou aux cancers qui intervient tardivement au cours de la vie n'influence que très peu l'espérance de vie à la naissance. Si par des changements alimentaires, environnementaux et comportementaux, nous arrivions à faire complètement disparaître les maladies cardiovasculaires et les cancers, l'espérance de vie à la naissance ne ferait que passer de quatre-vingts ans comme c'est le cas actuellement à environ quatre-vingt-dix ans, ce qui n'est pas majeur. On voit donc que le problème représenté par ces pathologies ne se pose pas en termes d'espérance de vie mais en termes de qualité de vie.

Ce qui est dramatique, ce sont les millions de personnes atteintes chaque année d'un accident cardiovasculaire ou d'un cancer et qui vont vivre pendant plusieurs années ou dizaines d'années avec des séquelles ou des traitements invalidants.

L'influence de l'environnement

Des différences de prévalence des maladies cardiovasculaires et des cancers existent au sein même des pays industrialisés. L'existence de ces variations géographiques, qui peuvent atteindre un facteur deux à dix d'une région à l'autre ou d'un pays à l'autre, démontre le rôle prépondérant de l'environnement dans le développement de ces pathologies.

L'influence majeure des facteurs environnementaux dans l'apparition des maladies cardiovasculaires ou des cancers est également démontrée par les migrations de populations d'une région à une autre ou par les changements qui accompagnent le processus d'industrialisation des populations dans une région donnée. On observe ainsi que, dans les populations migrantes, la prévalence des pathologies devient équivalente en quelques années ou quelques dizaines d'années à celle des populations du nouveau et non pas de l'ancien environnement.

On constate dans les populations ayant subi une industrialisation rapide une forte augmentation de la prévalence des maladies cardiovasculaires et des cancers, qui ne peut pas s'expliquer par l'amélioration des techniques de diagnostic.

Sur des périodes de temps aussi courtes, les facteurs génétiques impliqués dans le développement de ces pathologies restent les mêmes, et seuls les changements dans les facteurs environnementaux sont en cause. En effet, le matériel génétique présent dans le noyau de nos cellules est extrêmement stable. Les mutations génétiques qui, pour l'essentiel, sont dues à une fidélité imparfaite de la réplication de l'ADN et aux effets d'un certain nombre d'agents physiques et chimiques (radiations, radicaux libres, etc.), se fixent avec une fréquence très faible dans notre génome.

En comparant les séquences des protéines de différentes espèces de primates, et en déterminant le nombre des changements d'acides aminés qui se sont produits durant l'évolution du rameau humain, on obtient une fréquence de l'ordre d'une à deux mutations fixées par siècle pour l'ensemble du génome. Cela montre que même sur des échelles de temps correspondant à l'apparition de l'agriculture et de l'élevage il y a dix mille ans ou à l'industrialisation des pays occidentaux au cours des dernières centaines d'années, l'espèce humaine est essentiellement figée du point de vue génétique, avec très peu de possibilités d'adaptation à l'environnement changeant.

Les modifications anthropométriques (diminution de la taille et du poids, fragilisation du squelette) qui ont été observées au moment de l'apparition de l'agriculture et de l'élevage ont une origine environnementale. Il en est de même pour les modifications inverses (augmentation de la taille et du poids) qui se sont produites au cours des dernières centaines d'années dans les pays occidentaux. L'explication réside entre autres dans les changements de la quantité et de la qualité de l'alimentation.

En effet, le début de la culture de certaines variétés de céréales et de la domestication de certaines espèces animales il y a dix mille ans ne correspond probablement pas à une évolution volontaire vers un mode de vie plus favorable, mais plutôt à la seule façon d'accommoder l'augmentation de l'effectif des populations humaines dans un environnement surexploité par la chasse et la cueillette. Et effectivement, les céréales cultivées, qui ne se retrouvent d'ailleurs pas dans l'alimentation des populations de chasseurs-cueilleurs, ne semblent pas correspondre à un optimum nutritionnel pour l'organisme humain, par rapport à d'autres espèces végétales qui seraient plus appropriées.

Ce n'est que récemment, grâce aux progrès liés à l'industrialisation, que les populations des pays occidentaux ont pu sortir de ce marasme alimentaire grâce à une augmentation importante de l'apport calorique et de la diversité des aliments consommés.

La renaissance alimentaire

L'évolution nutritionnelle liée à l'industrialisation a joué un rôle majeur dans l'importante baisse du taux de mortalité qui s'est produite dans les populations des pays occidentaux depuis deux cents ans. Mais il est important de comprendre que c'est essentiellement en augmentant la résistance aux maladies infectieuses et la survie du nouveau-né et de la mère durant la période périnatale que l'alimentation a participé à cette baisse du taux de mortalité. Toutefois, cette alimentation a aussi généré en grande partie les maladies cardiovasculaires qui affectent la qualité beaucoup plus que la durée de la vie comme on l'a vu.

Que peut-on dire aujourd'hui du rôle de l'alimentation dans le développement des maladies cardiovasculaires ? Une façon d'aborder le problème consiste à analyser la composition de l'alimentation des populations de chasseurs-cueilleurs dans lesquelles la fréquence de ces maladies est très faible.

On constate tout d'abord que l'origine animale ou végétale des aliments n'est pas un paramètre critique puisque certaines populations consomment uniquement des produits végétaux alors que d'autres ne vivent que de produits animaux, la plupart des populations subsistant avec les deux types de produits en proportion variable. On voit aussi que selon la proportion de produits animaux et végétaux, les glucides fournissent de 22 à 40 % de l'apport énergétique, les lipides de 28 à 58 % et les protéines de 19 à 35 %. Cela montre que le pourcentage des grandes classes de nutriments, qui est pourtant souvent mis en avant dans les recommandations nutritionnelles, n'est pas un paramètre critique en soi.

Il en va de même de l'apport énergétique qui est aussi élevé que dans les populations industrialisées. Mais l'énergie est fournie essentiellement par la consommation de gibiers, d'oiseaux, d'œufs, de poissons, de crustacés, et de fruits et légumes, les céréales étant absentes, ce qui contraste fortement avec la situation dans les populations industrialisées où plus de 50 % de l'énergie sont apportés par des produits céréaliers et laitiers, des sucres, des graisses raffinées et de l'alcool.

Par rapport au régime industrialisé type, l'alimentation des populations de chasseurs-cueilleurs se caractérise également par une grande richesse en fibres, vitamines, minéraux et autres micronutriments, à l'exception de la teneur en sel qui est toujours très faible. En ce qui concerne les lipides, l'apport en cholestérol et en acides gras n'est pas moins élevé que dans les populations industrialisées, mais la proportion des différents types d'acides gras est très différente.

Quelques conseils pour bien manger

Ces différences entre les populations de chasseurs-cueilleurs et les populations industrialisées ne permettent pas de démontrer de manière univoque le rôle d'un nutriment spécifique dans l'apparition des maladies de civilisation, mais elles présentent l'intérêt d'indiquer les profils alimentaires compatibles avec une faible fréquence de ces pathologies. Couplées avec le grand nombre d'études épidémiologiques et d'interventions réalisées depuis plusieurs dizaines d'années dans les pays industrialisés, elles permettent d'émettre quelques recommandations simples pour la population générale en partant de la situation actuelle :

– **Augmenter la consommation des fruits et légumes frais** qui sont riches en fibres, vitamines, minéraux et autres micronutriments.

– **Remplacer la consommation des produits céréaliers raffinés** (pain blanc, riz blanc) à fort index glycémique **par des produits à base de céréales complètes** à faible index glycémique (pain complet, riz complet) en choisissant les produits les moins salés possible.

– **Diminuer l'apport en produits riches en sucres raffinés** (sucre de table, barres chocolatées, sodas, céréales pour petit-déjeuner).

– **Augmenter la consommation des produits riches en acides gras polyinsaturés** (huile de colza, poissons gras) au détriment des produits riches en acides gras saturés et polyinsaturés (beurre, margarine, huiles de tournesol et d'olive) qui sont parfois fortement salés (charcuteries, fromages).

– **Diminuer la consommation des produits préparés prêts à emporter**, qui sont généralement riches en sucres raffinés, en sel et en acides gras saturés (sandwiches, quiches, pizzas, viennoiseries).

– **Éviter de rajouter du sel, diminuer la consommation d'alcool, augmenter l'activité physique, éviter de fumer.**

Une démarche prudente

Ces recommandations sont partagées par une très grande majorité de scientifiques, mais pas par tous. Ces derniers, qui pensent qu'il est trop tôt pour tirer des conclusions applicables à la population générale, font une erreur de raisonnement relativement commune dans la communauté scientifique et médicale. Ils oublient que les phénotypes intermédiaires comme l'obésité, le diabète ou l'hypertension et les maladies cardiovasculaires ou cancers associés résultent d'interactions multiples entre des facteurs génétiques et environnementaux qui ont chacun des effets relativement faibles.

Il n'est donc pas surprenant que les associations entre un facteur environnemental ou génétique et le développement d'une pathologie ne se retrouvent pas de manière systématique d'une étude à l'autre, car l'effet d'un facteur particulier est très sensible aux variations non contrôlées des autres facteurs. Le point important est de savoir si l'association se retrouve ou non de manière aléatoire dans les différentes études. Par exemple, certaines études épidémiologiques ne rapportent pas d'association entre le tabagisme et le cancer du poumon, ou rapportent même une relation inverse, mais la majorité des études montre une association directe entre les deux phénomènes, d'où la conclusion que la relation existe bien mais qu'elle est parfois masquée par les variations des autres facteurs génétiques et environnementaux.

La preuve univoque de l'implication d'un facteur environnemental qui reposerait sur de grandes études d'intervention menées pendant plusieurs dizaines d'années, le temps nécessaire au développement des pathologies concernées, ne sera probablement jamais disponible. Elle n'existe pas pour la relation entre tabagisme et cancer du poumon et a bien peu de chances d'exister un jour pour les différents facteurs nutritionnels. Par conséquent, dans une situation où la fréquence des maladies de civilisation reste très élevée, en France comme dans les autres pays industrialisés, où celle de certains phénotypes intermédiaires comme l'obésité et le diabète est en forte augmentation, et où l'identification des personnes susceptibles d'être atteintes à cause de leur constitution génétique n'est pas pour demain, il serait important que les pouvoirs publics se donnent les moyens de mettre en place de véritables plans d'action qui, pour être efficaces, doivent s'appliquer à l'ensemble de la population, comme on l'a vu.

Faut-il rappeler, à titre d'exemple, qu'actuellement en France, sur les dix milliards d'euros de rentrée fiscale liée à la vente du tabac, moins de vingt millions sont consacrés à la prévention du tabagisme ? Que l'énorme progression de la consommation des aliments transformés ne fait l'objet d'aucune mise en garde spécifique alors que ces aliments sont généralement à l'opposé de toutes les recommandations mentionnées ci-dessus ?

II

Gros plan sur l'hypertension

La tension artérielle est le reflet de la pression du sang dans les artères. Le médecin l'exprime en deux chiffres : 12/8 par exemple. Cela équivaut à des pressions exercées par une colonne de mercure de 120 ou de 80 millimètres de haut. Le premier chiffre correspond à la pression du sang lorsque le cœur se contracte et se vide, on parle de pression systolique. Le second indique la pression du sang lorsque le cœur se relâche et se remplit, on parle de pression diastolique.

Le rôle de la tension artérielle est de maintenir un débit sanguin adéquat, garant de la bonne nutrition des organes et des tissus jusque dans les artérioles et les capillaires. Pour vivre, en effet, les cellules ont besoin de carburant, essentiellement de l'oxygène, du glucose et des acides aminés. Le sang leur apporte ces éléments. Mais le liquide circulant a aussi pour objet de faire place nette. Après avoir ingéré ses indispensables sources d'énergie, la cellule rejette des déchets, notamment du gaz carbonique, de l'acide urique, de l'urée, éléments inutiles et dangereux à évacuer d'urgence.

Il existe, rappelons-le, deux circulations : la petite et la grande. La petite permet au sang d'évacuer le gaz carbonique et de se fournir en oxygène dans les poumons. La grande circulation, elle, a pour objectif d'apporter les éléments vitaux aux cellules de l'organisme tout entier.

Si l'on suivait un globule rouge dans son périple, il partirait du ventricule gauche du cœur. Ici, le globule est bien rouge car il a été parfaitement oxygéné. Poussé par une violente pression de cent vingt millimètres de mercure, il emprunte l'aorte, large autoroute de sortie, puis il prend les nationales, bifurque dans les petites départementales, jusqu'à parvenir aux modestes sentiers, c'est-à-dire aux vaisseaux les plus étroits, les capillaires, dont l'épaisseur est à peine de l'ordre du millième de millimètre. C'est à cet endroit que se produit l'échange : à travers les parois des capillaires, le globule abandonne l'oxygène et se charge de gaz carbonique. Il change alors de couleur et devient violet. Sa mission accomplie, il franchit le capillaire artériel, poussé par une légère pression qui n'est plus que de dix millimètres de mercure, douze fois moindre que sur la ligne de départ. Le globule est maintenant parvenu au bout de son voyage d'aller, il doit entamer l'itinéraire du retour. Il pénètre dans le capillaire veineux, la voie s'élargit peu à peu. Il arrive enfin dans une grosse veine, l'une des deux veines caves, entre dans l'oreillette droite et passe dans le ventricule droit du cœur.

Alors commence le circuit de la petite circulation. Le globule se voit projeté dans le poumon par l'artère pulmonaire et se retrouve dans une grosse artère, puis dans une moyenne artère, ensuite dans une petite artère, enfin dans un capillaire pulmonaire. Au terme de ce voyage, il décharge son gaz carbonique et se fournit en oxygène. L'échange se fait à travers les membranes, il existe toujours une barrière qui sépare le sang de l'air. Cette deuxième mission accomplie, le globule rejoint doucement la veine pulmonaire, parvient dans l'oreillette gauche, attend l'ouverture du ventricule, et le cycle reprend… Le tout n'aura pas pris plus de trente secondes, vingt-quatre pour boucler la tournée de la grande circulation, six pour la petite. Et sans tension artérielle, le système s'arrêterait. Mais une tension artérielle trop forte détruit lentement les routes, les ruelles et les chemins empruntés par le globule.

12/8

Le geste du médecin plaçant son stéthoscope sous un brassard gonflable ou utilisant un appareil électronique pour mesurer la tension de son patient nous est familier. Rien n'aurait été possible sans Étienne Jules Marey, touche-à-tout de génie et bricoleur inspiré.

Ce Bourguignon vint à Paris suivre des études de médecine qui le menèrent en 1856, à l'âge de 26 ans, à l'internat des hôpitaux. Mais sa passion était ailleurs. Dans un petit laboratoire installé à ses frais au dernier étage d'une vieille maison de la rue de l'Ancienne Comédie, il passait le plus clair de son temps à construire de petits appareils astucieux qui permettaient d'enregistrer le mouvement. Curieux d'étudier le vol des oiseaux et d'établir les séquences du mouvement des ailes, invisible à l'œil nu, cet hyperactif inventif conçut et réalisa « le fusil photographique », une carabine de chasse bricolée qui prenait des photos au lieu de tirer de la chevrotine. Il baptisa son innovation « chronophotographie » et eut l'idée saugrenue de projeter rapidement ces images à la suite les unes des autres, créant ainsi l'illusion du mouvement… L'Américain Thomas Edison s'y intéressa, et vint rendre visite à l'inventeur français. Mais d'autres devaient développer le principe et quand, plus tard, la première projection publique d'images animées souleva les enthousiasmes, ce n'était pas la chronophotographie de Marey qui attirait les foules curieuses, c'était le cinématographe de deux ingénieurs lyonnais, les frères Lumière.

N'empêche, Marey fut un observateur attentif du mouvement. Il tenta de le décomposer, de l'enregistrer, de l'expliquer. Tout ce qui bougeait le fascinait : l'homme qui marche, le chat qui saute, l'oiseau qui vole, mais aussi le sang qui circule et le cœur qui bat. Et cette exaltation du mouvement sous toutes ses formes n'allait pas s'exprimer chez Marey par une vision esthétique ou poétique, mais par une mise systématique en graphiques : « Un phénomène n'est bien connu que lorsqu'on a pu le reproduire schématiquement », répétait-il. Il en était obsédé : ce qui ne pouvait pas se traduire en schémas n'existait pas à ses yeux ! Selon lui, la vie devait pouvoir s'analyser en lignes courbes ou droites.

L'une des obsessions de Marey fut de comprendre la révolution cardiaque, c'est-à-dire le mouvement complet du cœur. Ce cycle fut l'objet de toutes ses attentions. Il introduisit, via une veine et une artère d'un cheval, deux sondes, l'une dans le cœur droit, l'autre dans le cœur gauche. Ces sondes étaient reliées à une sorte de capsule métallique recouverte d'une fine membrane de caoutchouc sur laquelle un stylet amplifiait le déplacement d'air. Le tracé des mouvements apparaissait sur un cylindre couvert de papier, qui tournait de manière uniforme, actionné par un mouvement d'horlogerie. Le papier révélait, dans un schéma, le déroulement de la révolution cardiaque chez le cheval... La fréquence des pulsations de l'équidé au repos se révéla être de quarante-cinq battements à la minute. Marey détermina ainsi les phases successives du battement cardiaque.

Mais Marey n'était pas du genre à s'arrêter à un succès. Homme de laboratoire, il refusait d'avoir le moindre contact avec des malades et poursuivait avec acharnement ses travaux, tentant d'aller plus loin dans ses recherches. Nommé professeur au Collège de France en 1869, puis membre de l'Académie des sciences, il abandonna son cinquième étage et son petit laboratoire pour bénéficier d'un cabinet spacieux dans l'institution. Il continua ses travaux et réussit à élaborer une méthode de mesure de la tension artérielle. Son appareil, le sphygmomanomètre, permit d'établir une norme, toujours en vigueur. Quand le médecin, pour traduire votre tension artérielle, vous donne deux chiffres, il fait directement référence à Marey, il utilise l'échelle et la méthode établies jadis. Le Bourguignon avait même défini un chiffre maximum et un chiffre minimum pour déterminer la tension : de l'ordre de 12 pour le premier et de 8 pour le second. La tension variant avec le rythme cardiaque : quand le cœur se contracte il induit une poussée de tension artérielle – c'est le chiffre maximal ;

dans la seconde phase, celle de la relaxation, il reste un faible niveau de pression – c'est le chiffre minimal.

Et quand ces chiffres montent, il y a danger. L'hypertension artérielle, c'est le tueur en série, le sournois, celui qui se cache et nie son implication dans le crime. Mais les preuves sont accablantes : l'hypertension artérielle favorise les dépôts de graisse qui finissent par boucher les artères dans le cœur ou le cerveau avec infarctus ou attaque à la clé, elle est aussi capable de provoquer la rupture d'artères dans le cerveau, provoquant des hémorragies.

Une tension artérielle trop élevée se révèle nuisible pour les artères et agit comme un bombardement sans répit.

Il faut donc l'empêcher d'augmenter avec l'âge et lorsqu'elle est trop élevée, il faut essayer de la faire descendre.

Prévention… mais pour qui ? Doit-on se concentrer sur les personnes présentant des risques évidents ou faut-il tenter d'intervenir sur toute la population ? Bien souvent, la première option l'emporte : on soigne les malades ou les sujets directement menacés d'atteintes graves sans se préoccuper des autres. C'est une erreur car la définition d'une personne à risque reste malaisée : il n'existe pas de frontière nette entre patients malades ou menacés et patients « normaux ». Au contraire, on observe un continuum entre les personnes à très faible risque et celles ayant un risque élevé.

Pour la pression artérielle, il n'y a pas de seuil à partir duquel le péril augmente brusquement, ce qui oblige les médecins à appliquer des critères arbitraires pour désigner les sujets hypertendus. Ainsi, le traitement médicamenteux de l'hypertension ne concerne qu'une petite partie de la population, celle des hypertendus qui ont un risque cardiovasculaire élevé, laissant de côté une grande partie de la population ayant une pression artérielle moins élevée mais un risque non nul. Une mesure de prévention globale comme la réduction de l'apport en sel pourrait au contraire s'appliquer à tout le monde. Conséquence : dans l'hypothèse d'une diminution généralisée de la consommation de sel, la baisse du nombre d'infarctus du myocarde ou d'accidents vasculaires cérébraux dans la population serait plus importante que celle induite par un traitement médicamenteux des seuls hypertendus.

Dans la Chine ancienne, chaque médecin visitait et conseillait régulièrement ses patients en bonne santé : à charge pour lui de les maintenir dans cet état. Les clients payaient l'homme de l'art aussi longtemps qu'ils restaient bien portants. S'ils tombaient malades malgré la surveillance exercée, ils cessaient aussitôt de verser leur obole au praticien qui se trouvait alors dans l'obligation de les soigner gratuitement jusqu'à complète guérison. Le mauvais médecin était celui qui traitait de nombreux malades ! Les Chinois avaient compris ce que nous avons tant de peine à redécouvrir aujourd'hui : l'apparition de la maladie est un échec, la bonne santé s'entretient par la prévention…

III

Sel et potassium :
le duo inséparable

Quels sont les facteurs impliqués dans le développement de l'hypertension ? Le premier constat est que, généralement, on ne naît pas hypertendu, on le devient. Dans les pays industrialisés, le pourcentage d'hypertendus augmente avec l'âge, passant de moins de 5 % à l'adolescence à plus de 50 % à l'âge de la retraite. On remarque également que l'hypertension ne se développe que dans les pays industrialisés et urbanisés, suggérant des causes liées au mode de vie.

Effectivement, il existe des habitudes ou des comportements qui augmentent fortement le risque de développer une hypertension : une alimentation trop riche en sodium et trop pauvre en potassium, un excès de poids associé à un manque d'activité physique et une consommation trop importante d'alcool sont les principaux.

Sur le plan alimentaire, s'il apparaît difficile de lutter individuellement contre la surconsommation de sel à cause de la nature cachée du fléau, il existe une autre possibilité de rétablir l'équilibre rompu : augmenter son apport en potassium. Le potassium, présent naturellement en grande quantité dans les fruits, les légumes crus, les produits céréaliers complets, le lait, les poissons et les viandes, est un élément primordial pour le fonctionnement cellulaire, tout comme le sodium.

L'action bénéfique du potassium

De la même façon que pour le sodium, toutes les expertises indépendantes réalisées à travers le monde au cours des dernières décennies ont conclu dans la même direction : un apport élevé en potassium est bénéfique à la santé, les populations ne consomment pas assez de potassium, il faudrait augmenter la consommation de potassium.

Une étude réalisée pendant douze ans sur plus de huit cents personnes a montré ainsi qu'une augmentation même faible de l'apport alimentaire en potassium était associée à une réduction importante de la mortalité par accident vasculaire cérébral.

D'autres enquêtes ont révélé qu'une consommation majorée de potassium permettait de diminuer la pression artérielle et, par conséquent, le besoin en médicaments antihypertenseurs. Effectivement, des hypertendus soumis à un régime riche en potassium ont pu ainsi diviser par deux leur consommation de médicaments au bout d'un an, tout en contrôlant leur pression artérielle.

En fait le potassium exerce des effets exactement opposés à ceux du sodium, se révélant ainsi comme une sorte d'antidote au sel. Ce qui n'exclut en rien la nécessité de réduire la consommation en sodium, car les bénéfices maximaux sont observés pour une alimentation à la fois riche en potassium et pauvre en sodium.

Les principaux pourvoyeurs de potassium dans l'alimentation en pourcentage de la quantité journalière de potassium ingérée.

Type de denrées	Potassium	
	Adultes	Enfants
Légumes	19,5	18
Lait et yaourts	11,3	20,3

Viandes	11,3	10,1
Fruits	9,3	7,7
Soupes	7,7	5,1
Thé et café	7,6	4,2
Pâtisseries et produits sucrés	5,6	9,3
Céréales petit-déjeuner	3,2	2,2
Viande de porc cuite	2,9	2,7
Poissons et fruits de mer	3,3	2,5
Œufs	1,3	1,2
Assaisonnements et sauces	0,3	0,4
Beurre	0,1	0,1

Les aliments les plus riches en potassium sont, dans l'ordre décroissant : les légumes secs, les fruits secs, l'arachide, l'avocat, les champignons, les épinards, les pommes de terre, la sardine, le maquereau, le saumon, la truite, le café, le thé, le lait, les dérivés laitiers, le chocolat, la banane.

Le drôle de sel finlandais

Pourrait-on avaler moins de chlorure de sodium tout en mangeant salé ? Des fabricants se sont attaqués à cette quadrature du cercle à leur façon… Les parapharmacies et les grandes surfaces proposent en effet depuis un certain temps diverses marques de ces sels de substitution, dits diététiques.

Deux voies sont explorées : la diminution du taux de sodium ou sa suppression pure et simple. Dans le premier cas, le condiment contient encore parfois jusqu'à 40 % de chlorure de sodium, la plus grande part ayant été remplacée essentiellement par du chlorure de potassium, et parfois un peu de poudre de céleri et des extraits d'algues pour en rehausser le goût. Dans le second cas, le sodium a totalement disparu, le condiment proposé est essentiellement à base de potassium.

Il n'est pas certain que la solution puisse venir de ces sels de substitution. Mieux vaudrait trouver le potassium dans les aliments où il est naturellement présent en grande quantité comme dans les fruits et légumes, qui ont également bien d'autres effets bénéfiques sur la santé. Aussi, les fanas du salé ne retrouveront pas forcément la saveur à laquelle ils sont habitués... Et surtout, comme le sel ajouté ne représente qu'une faible part du sel ingéré, cet effort individuel ne sera guère récompensé si l'on continue d'absorber, consciemment ou non, des quantités phénoménales de chlorure de sodium glissé dans les plats préparés. À moins que le secteur agroalimentaire ne commence à l'utiliser à la place du sel, comme cela a été fait en Finlande.

C'est le seul pays qui a tenté de bousculer, à sa manière, les faits établis. Là-bas, la consommation de chlorure de sodium a diminué de trente pour cent au cours des trente dernières années. Ce résultat a été obtenu grâce à une large utilisation d'un sel de substitution à base de potassium... Pour être utilisé par le secteur agroalimentaire, le cahier des charges soumis au professeur Heikki Karppanen à Helsinki exigeait que le succédané affichât les mêmes propriétés technologiques que le chlorure de sodium : effet gustatif, bien sûr, mais aussi rétention d'eau et pouvoir assoiffant. Dans ce sel minéral, une partie du chlorure de sodium a été remplacée par du chlorure de potassium et du sulfate de magnésium, et ce petit miracle a permis de diminuer la consommation de chlorure de sodium sans pertes économiques. Peu moral, sans doute, mais moins mauvais pour la santé !

Les raisons anciennes d'un divorce

Pourquoi l'excès de sel et le manque de potassium sont-ils aussi nocifs pour la santé ? La réponse réside dans nos gènes. Pour plusieurs oligoéléments et minéraux, notre organisme s'est adapté aux apports disponibles dans l'environnement pendant plusieurs millions d'années au cours desquelles l'espèce humaine a lentement évolué.

À l'époque préhistorique, le sel n'était pas facilement accessible, l'alimentation en contenait très peu. En revanche, le potassium, présent en grande quantité dans les aliments, et en particulier dans les légumes et les fruits, était consommé à forte dose. Notre organisme s'est adapté à cette situation, et même aujourd'hui, alors qu'il n'y a plus beaucoup de potassium dans nos assiettes à cause des modes de transformation de nos aliments, il continue à vouloir en trouver de larges quantités.

L'organisme est adapté aux conditions environnementales dans lesquelles nos ancêtres ont évolué pendant des millions d'années.

Les aliments consommés par les mammifères terrestres en général et par les primates en particulier n'ont jamais contenu beaucoup de sel depuis que ces animaux sont apparus, il y a soixante-cinq millions d'années pour les mammifères et une dizaine de millions d'années pour les primates. À de rares exceptions près, les végétaux d'aujourd'hui comme ceux d'hier ne contiennent que des traces infimes de sel, et la consommation, même en quantités considérables, de fruits, racines, feuilles ou graines n'apporte pratiquement pas de sel à l'organisme. Pour les omnivores et les carnivores, la consommation occasionnelle ou régulière de viande augmente certes l'apport de sel, mais dans des proportions bien modestes, car la viande consommée correspond pour l'essentiel au milieu intracellulaire relativement pauvre en chlorure de sodium et non au milieu extracellulaire, qui est en général perdu lors de l'abattage ou de la préparation de l'animal.

Notre patrimoine génétique est donc adapté à un apport faible en sel, mais élevé en potassium. L'inversion des apports – plus de sel et moins de potassium – s'est produite sur un laps de temps très court à l'échelle de l'évolution alors que nos capacités d'adaptation génétique évoluent lentement. Cette discordance actuelle entre les capacités liées à nos gènes et des apports inadaptés pourrait expliquer les effets néfastes d'une absorption élevée en sel et faible en potassium sur la pression artérielle, le fonctionnement du cœur, la souplesse des vaisseaux et les pertes urinaires de calcium.

L'adaptation à l'environnement

Les conditions environnementales dans lesquelles l'espèce humaine a évolué auraient donc favorisé certains variants de gènes qui se révéleraient aujourd'hui inadaptés à des habitudes alimentaires relativement récentes. Les premiers hommes ont vécu en Afrique tropicale orientale pendant un ou deux millions d'années avec un mode de vie fondé sur la cueillette et la chasse et une alimentation au rapport sodium-potassium faible, et dans cet environnement relativement chaud et sec, l'individu était exposé à deux types de problèmes, épisodiques mais récurrents. Le premier est la sudation qui sert à maintenir constante la température du corps. Le second est celui des diarrhées infectieuses, liées au manque d'hygiène. Sudation et diarrhées pouvaient provoquer des pertes considérables de sodium, d'eau et de potassium. Dans le cas de sudations très intenses, ces pertes quotidiennes peuvent atteindre 11 grammes de sodium, 5 litres d'eau et 4 grammes de potassium par jour. Pour les cas les plus sévères de diarrhées, ces pertes peuvent aller jusqu'à 50 grammes de sodium, 20 litres d'eau et 15 grammes de potassium. Les pertes de potassium pouvaient être compensées assez facilement grâce aux apports importants de l'alimentation (8 à 10 grammes de potassium par jour).

Malgré ces pertes épisodiques, le rein devait le plus souvent excréter un excédent de potassium dans l'urine. En revanche, les pertes de sodium et d'eau représentaient un danger certain pour l'organisme car les apports alimentaires étaient faibles, moins de 1 gramme de sodium par jour. Pendant ces épisodes de pertes intenses de sodium et d'eau, le rein jouait son rôle de régulateur principal des équilibres électrolytiques en excrétant une quantité minimale de sodium et d'eau, tout en continuant à produire de l'urine pour éliminer l'excès de potassium et les composés toxiques du métabolisme azoté. C'est dans ces conditions que toute mutation contribuant à limiter les pertes de sodium et d'eau dans la sueur, les fèces et l'urine, tout en maintenant une excrétion élevée de potassium, a pu être sélectionnée pour maintenir les équilibres électrolytiques de l'organisme.

Ce sont donc particulièrement sur les protéines de transport et de régulation intervenant dans la réabsorption et la sécrétion des ions sodium et potassium dans les glandes sudoripares, le côlon et les reins, que la pression de sélection à dû s'exercer durant des millions d'années.

La possibilité que l'excès de sel dans l'alimentation soit un des facteurs environnementaux majeurs impliqués dans le développement de plusieurs maladies fréquentes dans les pays industrialisés est étayée par de multiples études d'observation et d'intervention. Cette possibilité s'accorde aussi parfaitement avec nos connaissances sur l'environnement passé des mammifères terrestres et sur l'évolution de leur matériel génétique. Il y a des raisons de penser que des déséquilibres alimentaires d'autres minéraux, comme le potassium, influencent également le développement des pathologies liées à l'excès de sel.

Aujourd'hui, le message général est qu'une stratégie de lutte globale contre les maladies de civilisation devrait intégrer non seulement l'effort thérapeutique mais aussi la prévention, en particulier au travers d'une nutrition plus physiologique.

Le modèle du chimpanzé

Quelques chiffres : un chimpanzé du Gabon, qui se nourrit presque exclusivement de végétaux, absorbe chaque jour 0,06 à 0,6 gramme de sel. Un régime composé à plus de 50 % de produits carnés, comme celui d'un Bushman du Botswana ou d'un Inuit d'Alaska, élèvera l'apport journalier de sel à 1 ou 2 grammes au maximum. Durant des millions d'années, les primates se sont ainsi lentement adaptés au régime pauvre en sel par l'accumulation de polymorphismes dans les différents gènes intervenant dans la régulation des balances du sodium et de l'eau et du volume extracellulaire de l'organisme, dont dépend en grande partie la pression artérielle et plus généralement la fonction cardiovasculaire.

C'est seulement durant les dix mille dernières années que l'ajout chronique de sel dans l'alimentation est devenu une pratique régulière dans l'espèce humaine, qui est la seule espèce de mammifère terrestre dans cette situation.

C'est à l'apparition de l'agriculture et de l'élevage et au besoin accru de stockage des denrées carnées lié à la sédentarité que l'on peut probablement attribuer le début du recours systématique au sel, dont la vertu antibactérienne avait été justement reconnue en plus de sa fonction gustative. Mais dix mille ans, c'est une période extrêmement courte en termes évolutifs, bien insuffisante pour permettre toute accumulation significative de polymorphismes adaptatifs puisque l'on sait que le taux spontané de mutations de l'ADN nucléaire chez l'homme ne dépasse pas une mutation ponctuelle tous les cent ans sur l'ensemble des séquences codantes du génome ! C'est pourquoi on peut affirmer que notre patrimoine génétique est toujours adapté à un apport sodé très faible et non pas au régime hypersodé actuellement en vigueur dans les pays industrialisés, qui apporte chroniquement beaucoup trop de sel.

Dis-moi comment tu sales…

Plusieurs études épidémiologiques ont comparé les habitudes alimentaires de diverses populations. Le mode de vie des ethnies traditionnelles, comme les Bushmen Kung du désert du Kalahari, les membres de la tribu Luo au Kenya, ou les Indiens Yanomamo d'Amazonie, est fondé sur la cueillette et la chasse. Et en général leur alimentation est nettement végétarienne. Ces hommes et femmes absorbent et excrètent en moyenne environ 1 gramme de sodium et 10 grammes de potassium par jour. Rappelons la situation en Europe : l'apport quotidien moyen en sodium atteint 4 à 6 grammes, tandis que celui du potassium avoisine seulement 1,5 à 2,5 grammes.

Une étude particulièrement révélatrice effectuée au Centre médical administratif des vétérans à Manchester décrit six populations des Îles Salomon ayant un mode de vie de type rural et peu ou pas de contact avec la société industrielle. Une seule de ces populations se caractérise par une alimentation riche en sel, de l'ordre de 11 grammes par jour… La raison ? Elle prépare sa nourriture avec de l'eau saumâtre d'origine marine. Et c'est aussi la seule population dans laquelle l'incidence de l'hypertension ne soit pas négligeable.

Un autre exemple, extrême, nous vient de certaines populations rurales du nord du Japon.

En raison d'habitudes alimentaires très particulières, des populations japonaises consommaient de 20 à 40 grammes de sel par jour. Dans ce cas, l'incidence de l'hypertension y était supérieure de 60 % à celle observée chez nous. De même, les décès par infarctus du myocarde et accidents vasculaires cérébraux y battaient des records.

Les analyses épidémiologiques montrent qu'une augmentation de l'apport journalier de sodium de 2 ou 3 grammes est associée à une augmentation de la pression artérielle.

À l'inverse, et en parallèle, une augmentation de l'apport quotidien de potassium de 2 grammes permet une diminution de la pression. De plus, la comparaison des populations confirme l'augmentation des pressions artérielles avec l'âge des individus, à l'exception de populations ayant un mode de vie fondé sur la cueillette et la chasse avec un apport alimentaire très faible en sodium et très riche en potassium. L'augmentation de la pression artérielle avec l'âge dans les autres populations est d'autant plus forte que l'apport quotidien de sodium est élevé et que l'apport en potassium est faible.

Quand les scientifiques salent pour vous

Certaines études se contentent d'observer des faits. Un autre type d'étude vise à modifier de manière contrôlée l'apport journalier en sodium et en potassium dans des populations, pour essayer de détecter un effet sur l'incidence de l'hypertension et des maladies cardiovasculaires. Bien que ces études, dites d'intervention, soient a priori plus efficaces que les études d'observation pour répondre aux questions posées, elles ne sont pas faciles à réaliser chez l'homme. On ne peut en effet contrôler rigoureusement l'apport alimentaire en sodium ou potassium durant de longues périodes que si les individus sont constamment gardés en observation. Pratique difficile à mettre en œuvre. La plupart des études se font donc avec des personnes vaquant normalement à leurs occupations, mais dont les repas sont préparés par les expérimentateurs.

Concernant le rôle du sodium, une synthèse a compilé cinquante-six études réalisées au cours des vingt dernières années. Au total, plus de trois mille personnes ont été soumises à une restriction contrôlée de leur apport alimentaire en sodium pendant une période de mille jours au maximum. Ce travail montre qu'une diminution de 5,7 grammes de l'apport quotidien en sel a pour conséquence de réduire la pression artérielle systolique de 3,7 millimètres de mercure chez les individus hypertendus et de 1 millimètre chez les personnes à tension normale.

Une autre compilation récente, cette fois sur le potassium, rassemble trente-trois études. Plus de deux mille six cents personnes, hypertendues ou non, y ont participé. Elles ont eu une supplémentation contrôlée de leur apport alimentaire en potassium. L'augmentation de 2 grammes de l'apport quotidien en potassium réduit les pressions artérielles systolique et diastolique de 3 millimètres de mercure pour les hypertendus et de 2 millimètres pour les autres.

Une étude d'intervention importante a été réalisée par Paul Whelton de la Tulane University, à La Nouvelle-Orléans. Elle porte sur huit cent soixante-quinze personnes âgées de 60 à 80 ans, obèses ou non, à qui l'on a demandé de réduire leur apport en sel, de perdre du poids, voire les deux en même temps, et qui ont été suivies durant plus de deux ans. Trois facteurs ont été pris en compte dans l'analyse des résultats : l'augmentation de la pression artérielle, la prescription de médicaments antihypertenseurs, la survenue ou non d'un accident vasculaire cérébral ou d'un infarctus. Conclusion :

Pour les personnes diminuant leur apport en sel, le risque d'être concerné par l'hypertension et les maladies cardiovasculaires diminue en proportion.

Même diminution de risque pour ceux qui ont perdu du poids. En revanche, ce risque a été abaissé de plus de la moitié chez les individus ayant réduit à la fois leur apport en sel et leur poids !

Il est évidemment plus aisé de contrôler l'alimentation d'un animal au laboratoire. C'est ce qu'a fait Derek Denton, de l'Université de Melbourne, avec une colonie de vingt-six chimpanzés. Pendant vingt mois, le régime en sel de la moitié de ces animaux a été progressivement enrichi de 1 à 15 grammes par jour, puis ramené à 1 gramme.

L'autre moitié de la colonie a servi de contrôle avec un régime en sel constant, de 0,25 gramme par jour. Même s'il y a des variations d'un animal à l'autre, l'augmentation des pressions artérielles systolique et diastolique (respectivement 33 et 10 millimètres de mercure) est nette chez les singes ayant un régime élevé en sel. Fait intéressant, ces pressions artérielles sont revenues à la normale six mois après la suppression du régime. Cette expérience montre sans ambiguïté qu'une augmentation de l'apport quotidien en sel élève de façon très significative la pression artérielle chez notre plus proche cousin.

À chacun sa dose

Que ce soit chez l'homme ou chez le chimpanzé, les corrélations entre apport alimentaire en sodium et potassium et développement de l'hypertension proviennent de statistiques portant sur l'ensemble des individus étudiés. Elles ne doivent pas masquer le fait que chaque personne répond à un changement de régime d'une façon qui lui est propre. Face à une augmentation du rapport sodium/potassium dans l'alimentation, tel individu réagira par une élévation importante de sa pression artérielle, alors que celle-ci restera pratiquement inchangée chez une autre personne dans la même population. Au vu des différents travaux menés sur ce sujet, on peut estimer que plus de la moitié de la population est particulièrement sensible au sel, cette proportion étant encore plus élevée chez les personnes déjà hypertendues. La sensibilité différente à un stimulus environnemental est un phénomène très général. Il résulte du fait que chaque individu est génétiquement unique. Il faut bien souligner que la sensibilité individuelle à un facteur de risque n'a que très peu de valeur en santé publique puisque l'on ne sait généralement pas prédire les individus sensibles a priori. Donc pour l'alcool, le tabac, le sel et bien d'autres problèmes, les recommandations de prévention s'adressent à l'ensemble de la population.

Par ailleurs, il y a des raisons de penser que changer l'environnement de certaines personnes et pas d'autres n'est pas une chose aisée dans nos sociétés grégaires…

On a néanmoins cherché à connaître les mécanismes moléculaires sur lesquels repose la sensibilité plus ou moins grande des êtres humains aux changements de régime en sodium et potassium. Une approche génétique classique consiste à étudier la transmission du niveau de pression artérielle de génération en génération dans des populations industrialisées et à chercher si cette transmission est associée à un même gène ou à des mutations dans certains gènes particuliers. Richard Lifton, de l'École de médecine de Yale, a ainsi caractérisé des formes monogéniques d'hypertension ou d'hypotension. Elles sont rares, mais pourraient donner des indices sur les mécanismes responsables des formes plus courantes d'hypertension. De manière frappante, elles sont toutes associées à des mutations dans des gènes codant des protéines de transport ou de régulation intervenant dans la réabsorption ou la sécrétion des ions sodium et potassium au niveau du rein, du côlon ou des glandes sudoripares.

Ainsi, il existe deux formes d'hypertension qui semblent provenir de mutations modifiant les effets de l'aldostérone, une hormone centrale du métabolisme lié au sodium et au potassium. D'autres mutations, liées à différents types d'hypertension et d'hypotension, affectent un transporteur de sodium, très précisément un canal sodium sensible à un des diurétiques utilisés pour lutter contre l'hypertension, et qui participe sous le contrôle de l'aldostérone à la réabsorption du sodium dans le rein, le côlon et les glandes sudoripares.

On sait que de longues études seront nécessaires pour décrire les multiples gènes impliqués dans le développement des formes communes d'hypertension, une partie d'entre eux pouvant fort bien correspondre aux gènes responsables des formes rares d'hypertension.

L'approche la plus directe pour identifier les gènes impliqués dans le contrôle de la pression artérielle consiste à muter un gène précis sans toucher aux autres gènes et à observer in vivo les effets de cette mutation chez l'animal. C'est ce que permettent de faire les techniques de recombinaison homologue chez la souris. Elles offrent la possibilité d'établir des relations causales entre le variant d'un gène et un phénotype particulier, et non plus seulement des corrélations comme c'est le cas en génétique humaine. Plusieurs équipes avec lesquelles j'ai travaillé ont ainsi mis en évidence des gènes dans lesquels des mutations activatrices ou inhibitrices influent sur le niveau de pression artérielle de l'animal.

Comment évaluer votre consommation en sel et en potassium

Il est possible de connaître votre consommation de sel et de potassium en évaluant les quantités présentes dans les urines de vingt-quatre heures. Pour les personnes qui ont une alimentation fluctuante, très différente d'un repas à l'autre, il sera souhaitable de répéter cet examen deux à trois fois sur une période d'une à deux semaines. On pourra ainsi indirectement déterminer leurs habitudes alimentaires, qui ont évidemment une répercussion sur l'excrétion urinaire de sodium et potassium.

Cet examen biologique n'est pas nouveau, mais il est rarement mis à profit dans cette optique. Il est pourtant le reflet précis de la consommation en aliments riches en sel ou en potassium, il pourrait se mettre à la disposition d'une prévention globale.

L'excrétion urinaire de sodium, qui peut être multipliée par dix d'un individu à un autre, est un révélateur. La mesure permettra non seulement d'estimer l'apport en sel, important facteur du risque cardiovasculaire, mais également le type d'aliments généralement ingérés. Une valeur élevée en sel coïncide le plus souvent avec une consommation importante de produits préparés aux faibles qualités nutritionnelles (sandwichs, pizzas, quiches, viennoiseries, fromages, charcuterie...).

Couplée avec la prise en compte des autres facteurs de risques cardiovasculaires (index de masse corporelle, activité physique, tabagisme, alcoolisme), la simple analyse des urines permettrait donc d'évaluer les éventuelles menaces pesant sur votre organisme. À la clé, la possibilité d'obtenir des conseils médicaux personnalisés et de prendre un certain nombre de mesures alimentaires et comportementales permettant de prévenir le développement des maladies comme l'hypertension.

IV

La démonstration par les chiffres

Près d'une soixantaine d'études d'intervention ont été réalisées à ce jour pour estimer l'effet d'une restriction sodée sur le niveau de pression artérielle. Qu'en ressort-il ? Deux analyses récentes (*Journal of the American Medical Association* N°s 275 et 279) qui compilent-qui compilent l'ensemble des données disponibles montrent qu'une réduction de l'apport journalier en sel de 6 grammes se traduit par une baisse moyenne des pressions artérielles de 3,8 et 1,4 millimètres de mercure chez les hypertendus et de 1,1 et 0,1 millimètres de mercure chez les normotendus.

Que veulent dire ces chiffres qui semblent relativement modestes au premier abord et qui sont mis systématiquement en avant par les scientifiques et médecins qui nient l'intérêt d'une réduction de l'apport sodé chez les normotendus ? Il faut regarder de plus près la durée moyenne de ces interventions pour s'apercevoir qu'elle ne dépasse pas vingt et un jours chez les hypertendus et onze jours chez les normotendus. C'est extraordinairement court pour estimer un bénéfice quelconque de la restriction sodée. Qui testerait sérieusement l'efficacité d'un médicament après seulement une quinzaine de jours de traitement ? Quand on enlève les interventions les plus courtes, celles de quatre jours, les choses changent singulièrement : on voit alors que la restriction sodée induit de manière réversible des baisses de pression artérielle marquées qui sont comparables à celles obtenues avec la pharmacopée destinée à abaisser l'hypertension.

Le fait de savoir si une réduction de l'apport sodé est une stratégie bénéfique non seulement chez les hypertendus mais aussi chez les normotendus est un point particulièrement important. En effet, les relations entre le niveau de pression artérielle et le risque de développer une maladie cardiovasculaire ne laissent aucun doute ; il n'y a pas de seuil à partir duquel le niveau de pression devient nocif, et c'est pour des niveaux de pression élevés mais normaux que se situe le pic de mortalité cardiovasculaire compte tenu du nombre d'individus concernés. Là encore, il faut noter l'âge moyen des normotendus dans les études d'intervention : 26 ans contre 48 pour les hypertendus.

Quand on considère que l'hypertension est un phénomène qui apparaît avec l'âge des individus selon une courbe qui est à peu près la même dans tous les pays industrialisés, et qu'à 20 ans presque personne n'est susceptible de développer de l'hypertension alors qu'à 70 ans une personne sur deux est hypertendue, pourquoi les expérimentateurs ont-ils choisi des sujets si jeunes ? Dans les études où la restriction sodée est faite chez des gens de plus de 50 ans, on constate facilement que la baisse de pression artérielle est aussi importante chez les hypertendus que chez les normotendus.

Pour faire baisser la tension…

L'étude d'intervention la plus contrôlée à ce jour (DASH-sodium), réalisée sur une population américaine de plus de quatre cents personnes d'âge variable, s'est terminée avec trois résultats clairs.

– Une restriction sodée de quatre semaines abaisse le niveau de pression artérielle de manière importante (moyennes de 6,7 millimètres de mercure en systole et 3,5 millimètres en diastole) dans toutes les catégories d'individus, Blancs, Africains, hommes, femmes, normotendus, hypertendus.

– L'effet hypotenseur est beaucoup plus marqué si l'apport journalier en sel est abaissé à 3,7 grammes plutôt qu'à 6 grammes, indiquant que les recommandations actuelles à 6 ou 7 grammes par jour sont encore insuffisantes.

– Enfin, l'effet hypotenseur s'additionne à celui d'une alimentation composée principalement de fruits et légumes, produits laitiers pauvres en matières grasses, viandes blanches et poissons. L'effet bénéfique d'un tel régime pourrait être lié en partie à son contenu élevé en potassium, comme le suggère une analyse récente qui compile plus de trente études d'intervention dans lesquelles l'apport potassique journalier a été augmenté en moyenne de 2 grammes pendant cinq semaines. On constate que l'augmentation de l'apport potassique se traduit par une diminution importante des pressions, qui se retrouve à des degrés divers dans toutes les catégories d'individus, comme dans le cas de la restriction sodée.

D'autres études d'intervention indiquent que l'effet hypotenseur de la restriction sodée est également additif à celui de beaucoup de médicaments antihypertenseurs (diurétiques, bêtabloquants, inhibiteurs de l'enzyme de conversion). L'ensemble de ces données suggère qu'une restriction sodée, un régime riche en potassium, la prise d'antihypertenseurs sont des stratégies complémentaires et devraient être utilisées en combinaison pour faire baisser la pression artérielle des hypertendus, mais aussi celle des normotendus, sans aller toutefois pour ces derniers jusqu'à prescrire un antihypertenseur non dépourvu d'effets secondaires.

Étant donné l'échelle de temps de plusieurs dizaines d'années pendant laquelle se développe l'hypertension, il est logique de rechercher si une réduction à plus long terme de l'apport dosé se chiffrant en mois ou années plutôt qu'en jours ou semaines ne permettrait pas de diminuer ou d'éviter l'élévation de pression artérielle en fonction de l'âge.

Ce type d'études fait relativement défaut à l'heure actuelle et seulement quelques exemples sont rapportés dans la littérature scientifique. La plus complète est l'étude TOHP (*Trials of Hypertension Prevention*), qui a consisté à suivre plus de deux mille individus chez lesquels l'apport journalier en sel a été réduit de 3 grammes ou le poids corporel abaissé de 4,5 kg pendant une période de trois ans. Chacune de ces interventions a induit une baisse d'incidence de l'hypertension de l'ordre de 20 %. Cette enquête a confirmé que le système rénine-angiotensine, qui est essentiel à la régulation de l'équilibre du sel et de l'eau, joue un rôle important dans la baisse de pression artérielle induite par la restriction sodée.

Une autre étude notable a été réalisée dans deux villages portugais voisins, d'environ mille habitants chacun. Dans un des villages, l'apport sodé a été réduit de 50 % pendant deux ans, tandis que l'autre village servait de contrôle. Au bout de la première année, mais plus encore après deux ans, les pressions artérielles ont chuté en moyenne de 13 et 6 millimètres de mercure, et la baisse de pression artérielle s'est produite chez les hypertendus comme chez les normotendus.

Un troisième exemple est donné par une étude effectuée en Hollande sur une cohorte de cinq cents nouveau-nés. Pendant les six premiers mois après la naissance, la moitié d'entre eux ont été nourris avec un régime contenant 30 % de sel en moins par rapport à l'autre moitié qui recevait un régime dit normal. Non seulement une différence de pression artérielle est apparue et n'a cessé de croître entre les deux groupes de nouveau-nés durant les six mois de régime mais, plus remarquable encore, après quinze ans, alors que tous les enfants étaient retournés à des conditions de vie similaires, les adolescents dont l'apport sodé avait été réduit ont continué d'avoir une pression artérielle réduite par rapport aux adolescents du groupe contrôle.

L'organisme serait très sensible à l'excès de sel dans les mois qui suivent la naissance, à un moment où les organes excréteurs et les systèmes de régulation se mettent en place.

Pour une réduction chronique

Surgit la question probablement la plus pertinente que l'on puisse poser : face au problème d'une alimentation riche en sel, que devient la pression artérielle lorsque l'apport sodé est réduit depuis les stades de développement intra et extra-utérins jusqu'au vieillissement de l'organisme ? Ce type d'intervention n'a jamais été fait.

En fait, le meilleur moyen d'approcher cette question est d'étudier des populations dont l'apport sodé est chroniquement différent depuis au moins quelques générations. Plusieurs études d'observation ont ainsi été réalisées dans la seconde moitié du XXe siècle en parallèle des études d'intervention.

En 1980, Joosens compilait déjà plusieurs études démontrant clairement que, dans les populations vivant avec une alimentation pauvre en sel, le niveau de pression artérielle n'augmente que très peu ou même pas du tout avec l'âge.

Intersalt, l'étude la plus complète en ce domaine, a été réalisée au milieu des années quatre-vingt dans cinquante-deux populations différentes réparties sur les cinq continents et représentant plus de dix mille personnes. Après ajustement avec les facteurs confondants que constituent le poids corporel ou la consommation d'alcool, les résultats confirment clairement que, dans une population donnée, plus l'apport sodé est important, plus grand est le nombre d'individus chez lesquels les pressions artérielles augmentent avec l'âge. Notons qu'une relation inverse est observée entre l'apport potassique et l'augmentation de pression selon l'âge dans ces mêmes populations.

Il est remarquable de constater que dans des populations absorbant moins de 3 grammes de sel par jour comme les Indiens Xingu d'Amazonie et les Papous de Nouvelle-Guinée, il n'existe pratiquement pas d'augmentation de pression artérielle avec l'âge, et les maladies cardiovasculaires y sont pratiquement inconnues, prouvant si besoin était que ces pathologies résultent bien d'une mauvaise adéquation entre l'environnement et le patrimoine génétique.

Un des arguments favoris de la petite communauté scientifique et médicale s'opposant à la restriction sodée est de considérer ces quatre populations à apport en sel faible comme anormales puisqu'il s'agit de les faire disparaître de l'étude Intersalt. Comme on s'y attend, une telle manœuvre réduit considérablement l'échelle de variation de l'apport sodé et rend d'autant plus difficile l'estimation correcte d'une corrélation avec la prévalence de l'hypertension. Il n'existe pourtant pas la moindre raison valable de ne pas en tenir compte. En effet, les données recueillies sur ces populations ont été collectées d'une façon identique à celles des autres. De plus, ces populations qui vivent sur différents continents ne présentent aucune parenté génétique, excluant ainsi une sorte de particularité familiale.

Apports sodés et accidents cardiovasculaires

Des données précédentes, il apparaît clairement qu'il existe une relation entre l'apport sodé et le niveau de pression artérielle. On peut se demander s'il est également possible de relier directement l'apport sodé à la prévalence des accidents cardiovasculaires. En effet, d'après la relation existant entre le risque d'accidents cardiovasculaires et le niveau de pression artérielle, la réduction de l'apport sodé doit induire une diminution de la morbidité et de la mortalité cardiovasculaire en abaissant la pression artérielle. Cet effet peut être calculé de manière théorique. Par exemple, une réduction de l'apport en sel de 12 à 9 grammes par jour doit théoriquement se traduire par une baisse de 16 % des infarctus du myocarde et de 22 % des accidents vasculaires cérébraux dans des pays comme la Grande-Bretagne ou la France. Les études d'observation ou d'intervention recherchant les liens entre l'apport sodé et l'incidence des maladies cardiovasculaires sont encore peu nombreuses. Néanmoins, lorsque l'on compare la mortalité cardiovasculaire dans les différentes populations de l'étude Intersalt, on peut constater qu'il existe une remarquable corrélation entre l'apport sodé et la fréquence des accidents vasculaires cérébraux qui ne se retrouve que partiellement avec les infarctus du myocarde.

Une autre étude a consisté à suivre de manière prospective la morbidité et la mortalité dans une population de quinze mille personnes pendant dix-neuf ans selon leur apport sodé. Il en ressort que, chez les individus possédant une surcharge pondérale, un apport journalier de sel augmenté de 5,7 grammes se traduit par des augmentations de 32 et 89 % de la morbidité et la mortalité par accidents vasculaires cérébraux, de 44 % de la mortalité par infarctus du myocarde, de 61 % de la mortalité cardiovasculaire globale, et de 39 % de la mortalité toutes causes confondues.

Ces observations, en plus de suggérer l'existence d'une relation entre l'apport sodé et la prévalence des maladies cardiovasculaires, indiquent que la relation serait plus forte avec les accidents vasculaires cérébraux qu'avec les infarctus du myocarde.

Le sel en excès dans l'organisme favoriserait le développement des plaques d'athérome et la survenue des accidents cardiovasculaires.

Ces plaques sont constituées d'un dépôt fait principalement de graisse qui vient créer une boursouflure sur la paroi interne de l'artère. Petit à petit, sans bruit, sans douleurs, cette plaque réduit le débit sanguin de l'artère, elle s'épaissit, gagne du terrain, englobe toute la circonférence, et peut aller jusqu'à obstruer totalement l'artère. Un peu comme le calcaire bouche à la longue les tuyaux d'une robinetterie.

Les mécanismes délétères du sel

L'excès de sel favoriserait ce dépôt et l'apparition des maladies cardiovasculaires par deux mécanismes différents : l'un global dû à l'augmentation de la pression artérielle, l'autre plus local dans la paroi de certaines artères, dont les effets pourraient s'additionner à ceux de la pression au niveau de certains territoires vasculaires.

Ce point est important car, si les données épidémiologiques montrent que, dans la plupart des pays industrialisés, la prévalence des infarctus du myocarde a tendance à diminuer, il n'en est pas forcément de même des accidents vasculaires cérébraux.

Il semble également exister un autre effet local du sel, qui exacerbe l'hypertrophie du ventricule gauche du cœur due à l'augmentation de la pression artérielle. Cet effet supplémentaire est clairement démontré par la relation entre la pression au moment de la contraction cardiaque et la masse ventriculaire gauche qui est d'autant plus marquée que l'apport en sel est élevé.

Parmi les études d'intervention cherchant un lien entre apport sodé et maladies cardiovasculaires, l'étude TONE (*Trial of Non-Pharmacologic Interventions in the Elderly*) a été réalisée dans une population de neuf cents personnes âgées de 60 à 80 ans dont l'apport sodé ou le poids corporel a été réduit modérément et de façon indépendante (réduction de l'apport journalier en sel de 2,5 grammes, perte de poids de 5 kg).

Après vingt-neuf mois, les interventions ont produit une baisse des pressions de 3,4 et 1,9 millimètres de mercure pour la réduction sodée, de 4,0 et 1,1 millimètres pour la perte de poids, et de 5,3 et 3,4 millimètres pour les deux interventions combinées. En parallèle, le nombre d'individus chez lesquels aucun accident cardiovasculaire n'est apparu pendant les vingt-neuf mois de l'expérience est passé de 24,4 à 37,8 % dans le groupe en restriction sodée, de 26,2 à 39,2 % dans le groupe avec perte de poids, et de 16,3 à 43,6 % dans le groupe ayant subi les deux interventions.

Plus convaincant encore est le suivi épidémiologique des études d'intervention (TOHP I et II) qui visaient à réduire l'apport en sel dans un groupe de personnes sur une période de 1 à 5 ans. En plus de démontrer l'effet hypotenseur d'une telle mesure, l'enregistrement des accidents cardiovasculaires survenant après la fin des études révèle une diminution de 30 % de la fréquence de ces pathologies au bout de 10 à 15 ans.

L'ensemble de ces études suggère qu'il existe bien un lien direct entre l'apport sodé et la fréquence des maladies cardiovasculaires, en particulier des accidents vasculaires cérébraux.

Un argument très souvent mis en avant par les quelques opposants à la réduction de l'apport sodé consiste à rapporter des études provenant toutes d'un même groupe de recherche dirigé par Michael Alderman, un consultant du lobby du sel américain. Ces études décrivent une relation inverse entre l'excrétion urinaire de sodium et la prévalence des infarctus du myocarde. Dans une des études (*Dietary sodium intake and mortality: the National Health and Nutrition Examination Survey,* 1998), il fut demandé aux participants de réduire eux-mêmes leur apport sodé pendant cinq jours avant la prise de sang. Au cinquième jour, les mesures sur les urines de vingt-quatre heures indiquèrent que les individus qui avaient l'excrétion urinaire de sodium la plus faible étaient ceux qui développèrent le plus d'infarctus du myocarde par la suite. On se demande bien la signification d'une telle étude, en quoi nous indique-t-elle la manière dont un régime chronique riche ou pauvre en sel influence ou non le développement des infarctus du myocarde ?

Il est bien évident que l'excrétion urinaire de sodium au cinquième jour dépendait pour l'essentiel de la façon dont les participants s'étaient pliés à la restriction sodée, ce qui ne semble pas avoir un rapport direct avec leur apport sodé habituel qui, bien qu'étant objectivement le paramètre le plus pertinent pour la question posée, n'a pas été déterminé. Des problèmes méthodologiques majeurs ont été rapportés pour les autres études réalisées dans ce groupe de recherche qui ne semble trouver des résultats qu'allant systématiquement dans le sens du lobby du sel…

Un problème de cœur

L'apport sodé étant un déterminant majeur du volume extracellulaire de l'organisme, une variation de l'apport sodé s'accompagne toujours d'une rétention d'eau qui permet de maintenir à peu près constante la concentration de sel dans le milieu extracellulaire. Ainsi, une augmentation de l'apport journalier en sel de quelques grammes va se traduire par une rétention d'eau de 1 ou 2 litres, et inversement. Cela signifie que réduire l'apport sodé permet de perdre très vite quelques kilos, comme chacun peut en faire facilement l'expérience, propriété particulièrement intéressante pour la gent féminine, qui est souvent concernée non seulement par la silhouette mais également par les problèmes fréquents et récurrents d'œdème des extrémités et des articulations qui sont généralement traités par des diurétiques.

Beaucoup plus dramatique est la situation des personnes souffrant d'insuffisance cardiaque, chez lesquelles l'augmentation du volume extracellulaire liée à l'excès de sel peut aboutir à des œdèmes généralisés ou à des œdèmes pulmonaires mortels car leur cœur est incapable de faire circuler cet excès de fluide dans les tissus et les vaisseaux. L'augmentation du volume extracellulaire liée à l'excès de sel est également nocive pour la plupart des gens souffrant d'insuffisance rénale, en raison de l'augmentation du volume sanguin filtré au niveau des glomérules rénaux, dont la fonction est notamment de filtrer une partie du sang, ce qui peut accélérer le développement d'une lésion du rein appelée glomérulosclérose.

Des calculs rénaux, de l'ostéoporose et des cancers

En dehors des maladies cardiovasculaires, il existe plusieurs pathologies fréquentes dont l'incidence semble dépendante de l'apport sodé. L'existence d'un lien entre l'apport en sel et le développement de calculs rénaux est suggérée par plusieurs études. Ainsi, une étude (*Dietary salt and renal stone disease,* 1997) sur une population de plus de trois mille cinq cents Italiens montre que les apports en sodium et en calcium sont positivement associés à l'apparition de calculs. C'est également le cas dans le suivi de plus de quatre-vingt-dix mille infirmières américaines sur une période de douze ans.

Plus préoccupant encore est le lien potentiel entre l'apport sodé et la prévalence de l'ostéoporose. Des études d'observation de deux ans sur plusieurs centaines de femmes ménopausées montrent qu'un apport sodé excessif est associé à une perte osseuse augmentée au niveau du col du fémur et à une perte chronique de calcium dans l'urine. L'excès de sel dans l'alimentation provoquerait une perte urinaire de calcium, car la réabsorption tubulaire de sodium et de calcium est étroitement couplée dans plusieurs segments du néphron, l'unité fonctionnelle du rein qui permet la formation de l'urine.

Il faut noter que l'apport sodé étant chroniquement élevé dès le plus jeune âge, la perte urinaire de calcium a également été observée chez des adolescentes, avec une limitation possible du développement de la masse osseuse qui aggraverait encore les risques d'ostéoporose après la ménopause. Cet effet est d'autant plus marqué que l'apport en calcium est en général faible dans les pays industrialisés et ne permet pas de compenser la perte urinaire de calcium. En fait, étant donné le rapport des quantités de sel et de calcium dans l'alimentation des pays industrialisés, c'est l'apport sodé et non l'apport en calcium qui se révèle être en général le principal déterminant de l'excrétion urinaire de calcium.

Par ailleurs, une corrélation entre l'apport sodé et l'incidence du carcinome de l'estomac, une forme commune de cancer, a été retrouvée dans plusieurs études d'observation faites dans une vingtaine de pays à travers le monde.

L'incidence augmente d'un facteur 10 pour des apports journaliers en sel variant de 6 à 14 grammes. Aucune corrélation n'est trouvée avec les autres formes de cancer, suggérant un effet spécifique du sel sur la muqueuse gastrique.

L'ensemble des données présentées sur les relations existant entre l'apport sodé et un certain nombre de pathologies majeures a été obtenu chez l'homme. D'autres études réalisées sur plusieurs espèces animales, chimpanzé, babouin, rat, souris, confirment dans leur immense majorité les observations faites chez l'homme, particulièrement en ce qui concerne les liens existant entre l'apport sodé et le niveau de pression artérielle. Cela souligne encore une fois la conservation évolutive des mécanismes mis en jeu dans le maintien de l'équilibre du sel et de l'eau, dans le contrôle du volume extracellulaire et de la pression artérielle chez les mammifères terrestres.

Nos ancêtres qui ont commencé à ajouter du sel dans l'alimentation ne possédaient certes pas ces connaissances, même si, comme on l'a vu, les effets d'un apport excessif en sel sur la pression artérielle ont été reconnus très tôt. De plus, il faut considérer qu'en l'absence d'autres moyens de conservation des produits, l'ajout de sel était sûrement avantageux en termes de santé par rapport à la consommation de produits avariés, sans compter l'intérêt gustatif à une époque où les autres condiments n'étaient pas toujours accessibles.

La situation a bien changé, au moins dans les pays industrialisés où plusieurs autres moyens sont disponibles pour conserver les viandes et poissons, à commencer par la chaîne du froid, et où une variété considérable d'épices et d'exhausteurs de goût divers peuvent être achetés. Que faire donc dans ces conditions avec les données suggérant très fortement qu'un apport sodé excessif est nocif à la santé ?

La réponse à cette question est particulièrement importante car elle ne concerne pas uniquement les pays industrialisés. Dans quelques années, les maladies cardiovasculaires seront sans doute la première cause de mortalité dans les pays émergents, en raison principalement de l'adoption du mode de vie occidental. La situation est d'autant plus absurde qu'il se pourrait très bien que l'excès de sel dans l'alimentation soit à la fois nocif pour les individus et induise une perte économique importante pour la société.

Comment traiter les hypertendus

Dans les pays industrialisés, le nombre d'hypertendus est de l'ordre de 15 % de la population totale, soit en France près de dix millions de personnes traitées par un médicament antihypertenseur. Environ la moitié d'entre eux sont diagnostiqués comme hypertendus. Parmi ces personnes diagnostiquées, les trois quarts sont pris en charge médicalement, c'est-à-dire se voient prescrire une ou plusieurs médications contre la tension dont les ventes en France représentent près de deux milliards d'euros par an. Quel en est le résultat ? Le pourcentage d'hypertendus traités dont la pression artérielle redevient normale varie légèrement selon les régions et l'âge des individus, mais reste toujours proche de 20 %. Autrement dit, c'est moins de six cent mille personnes qui sont traitées avec succès pour leur hypertension. Que deviennent les millions d'hypertendus restants ? Ils conservent une pression artérielle trop élevée qui augmente fortement leur risque de développer une maladie cardiovasculaire.

En fait, la situation est bien pire car, comme on l'a vu dans la population, l'effet de la pression artérielle est quantitativement maximal en termes de mortalité pour les niveaux de pression un peu élevés, mais considérés comme normaux, c'est-à-dire n'entrant pas dans les chiffres précédents. C'est donc probablement chez plus de quinze millions de personnes qu'il faudrait en réalité faire baisser la pression artérielle pour améliorer significativement la mortalité et la morbidité cardiovasculaire.

Le poids des pathologies

Il y a trois cent mille à quatre cent mille accidents cardiovasculaires chaque année en France, qui aboutissent, dans un quart des cas, au décès dans les six mois suivant l'accident. Les trois quarts restants sont pris en charge avec des moyens plus ou moins lourds et pour des périodes de temps plus ou moins longues, comme on peut l'imaginer dans le cas d'accidents vasculaires cérébraux par exemple. Le coût direct de ces pathologies, essentiellement en frais d'hôpital, est de l'ordre de six milliards d'euros.

Après 65 ans, les problèmes de santé liés à l'appareil cardiovasculaire sont plus fréquents que les problèmes dentaires.

Entre 16 et 64 ans, il faut rappeler que les problèmes cardiovasculaires arrivent en troisième position après les problèmes dentaires et les troubles ophtalmologiques.

Parmi les gens les plus exposés à l'excès de sel dans l'alimentation se trouvent les insuffisants cardiaques, dont le nombre ne fait qu'augmenter, en partie grâce au succès des traitements aigus et chroniques des infarctus du myocarde. En France, c'est plus d'un million de personnes qui sont actuellement concernées, dont trois cent mille cas graves. Ceux-là doivent commencer à se demander pourquoi ils sont si souvent sujets à des œdèmes pulmonaires, question qu'ils devraient se poser chaque fois qu'ils vont manger au restaurant ou avalent des aliments préparés, en dépit de leur traitement diurétique. Et ces œdèmes sont parfois fatals : on compte plus de trente mille morts par an.

Les quelques centaines de milliers d'insuffisants rénaux ont également le triste privilège de faire partie des gens particulièrement sensibles à l'apport excessif de sel dans l'alimentation.

Les autres pathologies liées à l'apport sodé ne sont pas négligeables puisqu'en France au moins deux millions de personnes souffrent d'ostéoporose et beaucoup d'autres ont une densité osseuse anormalement faible à cause des apports respectifs en sodium et calcium. La facture qui en résulte pour la collectivité se monte à plus de trois milliards d'euros chaque année, sans compter les prescriptions médicamenteuses. Inutile de préciser que le problème n'est pas près de se réduire avec le vieillissement de la population.

Enfin, pour les cancers de l'estomac, responsables d'environ cinq mille morts par an en France, le coût est également loin d'être négligeable.

Certes, l'excès de sel n'est pas l'unique facteur intervenant dans la survenue de ces pathologies. Il est évident que d'autres facteurs environnementaux, comme l'apport en potassium, la consommation de lipides saturés, l'alcoolisme et le tabagisme jouent également un rôle important.

Le sel : aussi coûteux que le tabac

Les recommandations officielles dans beaucoup de pays, de même que celles de l'Organisation Mondiale de la Santé, préconisent un apport journalier en sel ne dépassant pas 5 ou 6 grammes. Non seulement ces recommandations sont un pis-aller, puisqu'on a vu qu'il faudrait réduire la consommation à 2 ou 3 grammes pour retourner à la situation physiologique, mais elles n'aboutissent dans la plupart des cas à aucune mesure concrète au niveau de la population.

Depuis quelques années, le Ministère britannique de la santé a bien entrepris une campagne d'information auprès de la population et un partenariat avec certaines chaînes de supermarchés et des boulangers pour réduire le contenu en sel des aliments préparés, mais les effets sur la consommation moyenne de sel dans la population britannique ne sont toujours pas visibles…

Dans la plupart des pays, y compris ceux ayant émis des recommandations officielles, aucune mesure concrète n'a été mise en place pour remédier au problème. C'est le cas en France ou en Suisse. C'est d'autant plus remarquable que les pouvoirs publics ne cessent d'affirmer qu'il faut réduire les dépenses de santé à tout prix, que la sécurité sociale est en déficit… Or plusieurs études démontrent que des économies considérables pourraient être faites si l'apport en sel dans les populations était significativement réduit, tout comme si la consommation de cigarettes diminuait vraiment. Nous ne sommes plus à une contradiction près, sauf si le discours sur la réduction des dépenses de santé n'avait d'autre but que de détruire le système par répartition de la sécurité sociale pour le transformer en un système individuel où chacun s'assure selon ses moyens. Il ne s'agirait donc pas de réduire les dépenses de santé qui pourront continuer de plus belle à partir du moment où elles seront sous le contrôle des assureurs privés.

Si quelques scientifiques et médecins ne suivent pas l'idée d'une réduction de l'apport sodé dans la population générale, pourquoi faudrait-il à l'inverse accepter une consommation exagérée de sel pour l'ensemble de la population, et plus particulièrement pour les catégories exposées que sont les hypertendus, les obèses ou les insuffisants cardiaques ? Les aficionados pourront toujours s'adonner à leur goût dans le confort feutré de leur chambre…

V

À table !

Rappelons d'abord quelques principes de base qu'il faudrait s'évertuer à appliquer tous les jours : augmentez la consommation des fruits et légumes frais, remplacez les produits céréaliers raffinés (pain blanc, riz blanc) par des produits à base de céréales complètes (pain complet, riz complet) en choisissant toujours les produits les moins salés possible, diminuez l'apport en produits riches en sucres raffinés (sucre de table, barres chocolatées, sodas, céréales), augmentez la consommation des produits riches en acides gras polyinsaturés (huile de colza, poissons gras) et diminuez celle des beurre, margarine, huiles de tournesol et d'olive, diminuez la consommation des produits préparés prêts à emporter, qui sont généralement riches en sel, en sucres raffinés, en acides gras saturés (sandwiches, quiches, pizzas, viennoiseries). Et puis, évidemment, évitez de rajouter systématiquement du sel quand vous vous retrouvez devant votre assiette.

À éviter

On l'a vu, l'excès de sel est nocif. En ce domaine, l'organisme ne risque pas le manque, loin de là, alors mieux vaut tout tenter pour diminuer l'apport salin. Voici les aliments à éviter :

- viandes et poissons séchés ou fumés,
- charcuteries,
- coquillages,

- beurre salé,
- chips,
- biscuits et pâtisseries du commerce,
- olives,
- fruits oléagineux salés (amandes, noix de cajou, noisettes, pistaches),
- condiments classiques salés,
- potages et sauces,
- pain normal,
- fromages.

En effet, tous ces aliments contiennent entre 1000 et 2200 milligrammes de sel pour 100 grammes.

Rappelons aussi que le sel excite l'appétit et par conséquent peut favoriser la surconsommation alimentaire. Qu'il donne soif en faisant boire éventuellement des boissons sucrées ou alcoolisées.

L'art culinaire consiste d'abord à sublimer le goût naturel des aliments frais : contrairement à ce qu'on a coutume de penser, le sel est rarement nécessaire et même, il a tendance à détruire, cacher voire camoufler les saveurs originelles les plus subtiles.

Conseils et astuces

Quelques petits conseils et astuces culinaires pour éviter au maximum l'ajout de sel et garder la saveur des aliments.

Selon les aliments que vous cuisinez, choisissez le mode de cuisson le plus adapté :

Pour les viandes : braisées, grillées, rôties,

Pour les poissons : grillés ou au court-bouillon parfumé (thym, persil, laurier).

Pour les légumes : les cuire sans eau, à la vapeur, dans leur peau, au four. Préférez toujours la cuisson des légumes à la vapeur, qui conserve un maximum de saveur. Si toutefois vous préférez les cuire à l'eau, faites-les sauter dans un corps gras, avec oignon, persil, échalote ou servez-les froids en vinaigrette.

Pour les champignons: lorsqu'on cuisine sans sel, il est important de bien les faire revenir avant de les utiliser dans une préparation. Ils sont alors très savoureux.

Pour les pâtes: cuire dans une eau parfumée, servir par exemple avec du beurre (sans sel) et un coulis de tomates fraîches. Il est important de parfumer l'eau de cuisson de pâtes préparées sans sel. Avec des oignons et des gousses d'ail par exemple, mais on peut aussi prévoir des poireaux émincés, un bouquet garni, ou même des abattis de volaille. De plus, il est préférable de choisir des pâtes à la farine complète, de saveur beaucoup moins neutre que celle des pâtes classiques.

Pour le riz: cuire également dans une eau parfumée. On peut utiliser comme liquide de cuisson un bouillon de légumes sans sel, ou de l'eau additionnée de légumes. Notez que c'est la cuisson de type risotto qui convient le mieux à toutes les préparations de riz sans sel.

L'assaisonnement

L'assaisonnement donnera du goût à votre préparation. Voici quelques idées d'associations possibles:

- Avec de la viande hachée: de l'estragon.
- Avec du poisson: du curry, du jus de citron et du beurre.
- Avec des tomates: du thym, du laurier, du romarin.
- Avec du riz ou des pommes de terre: des échalotes ou de l'oignon, ou de la muscade et des fines herbes hachées.
- Avec des haricots verts: des oignons ou un coulis de tomates fraîches.

N'oubliez pas: l'utilisation d'épices et d'aromates permet de faire totalement oublier l'absence de sel. Voici une liste des épices, aromates et condiments dont vous disposerez au gré de votre humeur et de vos envies, selon les saisons et les marchés : noix de muscade, moutarde sans sel, curry, clou de girofles, paprika, piment, poivre, romarin, fenouil, cannelle, aneth, basilic, câpres, céleri, coriandre, cornichons sans sel, cumin, persil, cerfeuil, estragon, ciboulette, thym, genièvre, gingembre, girofle, laurier, sarriette, sauge, coulis de tomates fraîches, ail, oignon, échalote, champignon, citron, piccalilli, cannelle, citron, menthe, origan, safran, vanille ou vinaigre.

Les sauces

Pensez aux vinaigrettes, mayonnaises, la moutarde sans sel, mais aussi aux sauces chaudes :

- beurre fondu, jus de citron et persil,
- sauce à base de roux : farine et beurre, oignons dorés, un peu de vin blanc, le tout mouillé d'un court-bouillon parfumé,
- sauce blanche : faite avec du lait, bien relevée avec du poivre et de la noix de muscade.

****

QUELQUES RECETTES SANS SEL QUE LES GOURMANDS APPRÉCIERONT...

Recettes sans sel

Tarte aux poivrons et aux herbes

Préparation : 20 minutes
Cuisson : 50 minutes

Pour 6 personnes
1 rouleau de pâte feuilletée ou de pâte brisée sans sel ou une pâte à tarte maison
2 poivrons rouges
2 poivrons verts
1 belle branche de thym
1 branche de romarin
20 feuilles de basilic
20 brins de ciboulette
4 gousses d'ail
250 g de fromage blanc à 20 % de matières grasses
3 œufs
2 cuillerées à soupe d'huile d'olive
Poivre

Lavez les poivrons et épépinez-les. Ôtez les côtes blanches. Détaillez les en lamelles. Faites-les fondre dans une poêle, à l'huile d'olive, avec le thym, le romarin, le basilic et la ciboulette finement ciselés. Poivrez. Ajoutez l'ail écrasé en fin de cuisson.

Dans une jatte, mélangez ensemble le fromage blanc et les œufs. Disposez les poivrons cuits, mais qui doivent rester légèrement croquants, sur le fond de la tarte. Recouvrez-les de la préparation à base de fromage blanc. Enfournez pour 50 minutes. Servez tiède, avec une salade verte.

Apports nutritionnels pour une portion :
Énergie : 395 kcal
Sodium : 56 mg
Sel : 142 mg
Protides : 12,5 g
Lipides : 21,5 g
Glucides : 38 g

Rouget aux petits légumes frais

Préparation : 25 minutes
Cuisson : 15 minutes

Pour 4 personnes
4 rougets
100 g de courgettes
1 demi-poivron rouge
1 demi-poivron vert
1 tomate
1 branche de basilic
1 branche d'estragon
1 demi-citron
25 cl d'huile d'olive vierge extra
4 cl de vermouth
Poivre du moulin

Préchauffez le four à 200 °C (thermostat 7).

Lavez et videz les rougets. Ôtez la tête et la queue. Retirez les arêtes à l'aide d'une pince à épiler.

Détaillez les poivrons, les courgettes, en petits dés. Faites-les revenir légèrement dans une poêle, à l'huile d'olive. Placez-les dans une jatte.

Ajoutez le vermouth, la branche d'estragon haché, le basilic, le jus du demi-citron, la tomate détaillée en dés. Poivrez. Mélangez bien.

Placez les rougets dans un plat creux allant au four. Arrosez d'huile d'olive. Répartissez les légumes autour des rougets.

Apports nutritionnels pour une portion
Énergie : 230 kcal
Sodium : 91,5 mg
Sel : 232 mg
Protides : 21 g
Lipides : 14,5 g
Glucides : 4 g

Côtes de porc caramélisées

Préparation : 10 minutes
Cuisson : 10 minutes

Pour 4 personnes
4 côtes de porc
4 tomates bien mûres
2 gousses d'ail
2 cuillerées à soupe d'huile d'arachide
4 cuillerées à soupe de vinaigre balsamique
4 cuillerées à soupe de cassonade
1 demi-cuillerée à café de piment de Cayenne
Poivre

Allumez le four, position gril. Pelez les tomates, placez-les dans le bol du mixeur avec l'ail épluché, l'huile, le vinaigre, la cassonade, le piment de Cayenne, le poivre. Mixez le tout. Enduisez les côtes de porc de cette préparation.

Placez les côtes de porc sur la grille du four, au-dessus de la lèchefrite, et faites cuire 5 minutes par face. Servez avec un riz créole.

Apports nutritionnels pour une portion
Énergie : 405 kcal
Sodium : 95 mg
Sel : 241 mg
Protides : 25 g
Lipides : 26 g
Glucides : 18 g

Escalopes de dinde au yaourt et à la ciboulette

Préparation : 10 minutes
Cuisson : 20 minutes

Pour 4 personnes
4 escalopes de dinde
100 g de chapelure sans sel ou de pain sans sel émietté
2 yaourts à la grecque
2 gousses d'ail
2 cuillerées à soupe de persil haché
2 cuillerées à soupe de ciboulette hachée
1 cuillerée à café de basilic haché
2 cuillerées à soupe d'huile d'arachide
Poivre

Préchauffez le four à 180 °C (thermostat 6).

Découpez les escalopes en carrés. Pelez et écrasez l'ail. Placez la chapelure dans une assiette, avec l'ail, la ciboulette, le persil et le basilic. Mélangez le tout pour obtenir une préparation homogène.

Versez le contenu des yaourts dans une assiette, poivrez-les. Passez alternativement les morceaux de dinde dans le yaourt, puis dans la chapelure, sur les deux faces. Huilez une plaque allant au four. Disposez les morceaux de dinde par-dessus. Faites cuire au four pendant 20 minutes, à raison de 10 minutes par face. Vous pouvez servir avec le restant du yaourt dans lequel vous aurez ajouté les herbes de votre choix, dans un petit bol à part.

Apports nutritionnels pour une portion
Énergie : 295 kcal
Sodium : 64 mg
Sel : 163 mg
Protides : 28 g
Lipides : 13,5 g
Glucides : 15 g

Riz sauvage aux petits pois et aux champignons noirs

Préparation : 15 minutes
Cuisson : 1 heure environ

Pour 4 personnes
250 g de riz sauvage
100 g de petits pois frais ou surgelés sans sel
25 g de champignons noirs
2 échalotes
10 cl de vin blanc sec
2 cuillerées à soupe d'huile d'amandes grillées (ou huile de sésame)
1 cuillerée à café de racine de gingembre râpée
Poivre

Faites cuire le riz en suivant les instructions figurant sur l'emballage et réservez-le au chaud.

Réhydratez les champignons noirs en suivant les instructions figurant sur l'emballage. Faites cuire les petits pois ou décongelez-les. Pelez et hachez les échalotes.

Quand les champignons noirs sont réhydratés, découpez-les en lamelles. Faites chauffer l'huile dans un wok ou dans une poêle antiadhésive. Jetez-y les échalotes hachées, les champignons noirs et les petits pois. Ajoutez la racine de gingembre râpée. Poivrez. Faites cuire 3 minutes. Mouillez au vin blanc. Faites réduire de moitié. Mélangez cette préparation au riz sauvage. Servez sans attendre.

Apports nutritionnels pour une portion
Énergie : 280 kcal
Sodium : 7 mg
Sel : 18 mg
Protides : 11 g
Lipides : 3,5 g
Glucides : 50 g

Recettes tirées du livre *130 recettes sans sel,* de Christophe Gouesmel et Claire Pinson. Avec l'accord des éditions Marabout.

D'autres recettes sans sel sur :

http://www.00sel.com
http://www.meilleurduchef.com
http://boitearecettes.infinit.net

Les mots du sel

Athérosclérose : conséquence d'un dépôt fait principalement de graisse, appelé plaque d'athérome, qui peut créer une boursouflure sur la paroi interne d'une artère. Peu à peu, cette plaque réduit le débit sanguin de l'artère, parfois jusqu'à l'obstruer totalement.

Chlorure de sodium : nom scientifique du sel, d'ions Na + et Cl – de maille cubique. Il s'agit d'un cristal, puisque ses atomes forment une structure périodique et symétrique. Une maille de sel est un cube qui contient un atome de chlore aux sommets de la maille, trois atomes de chlore au centre des faces de la maille, un atome de sodium au centre de la maille, trois atomes de sodium sur le milieu des arêtes de la maille.

Comité des salines de France : ce syndicat national professionnel rassemble depuis le début des années 1920 des producteurs de sel établis en France. Il regroupe six membres adhérents : Compagnie des Salins du Midi et des Salines de l'Est, Esco France, Gaz de France, Salines Cérébos et de Bayonne, Solvay Carbonate France, Novacarb.

Diastole : période du cycle cardiaque au cours de laquelle le cœur se relâche après s'être contracté (voir « Systole »).

Diurétique : médicament forçant le rein à éliminer du sel et donc de l'eau en abondance dans l'urine.

Fleur de sel : mince couche de cristaux blancs qui se forme à la surface des marais salants, souvent par l'action du vent qui fait évaporer l'eau. Elle est utilisée en cuisine à la place du sel pour assaisonner les plats. Contrairement à la récolte du sel qui s'opère une fois l'an, la fleur de sel est prélevée manuellement et quotidiennement à la surface des bassins de la mi-juillet à la mi-août.

Gemme : le sel gemme est celui extrait des mines de sel.

Gros sel : il se cristallise sur le fond d'argile des marais salants lorsque la saumure atteint 280 grammes de sel par litre d'eau. Il n'est ni raffiné ni traité, d'où sa couleur grise. C'est le sel marin le plus riche en magnésium.

Hypertension artérielle : la tension artérielle est le reflet de la pression du sang dans les artères. Le médecin l'exprime en deux chiffres : 12/6 par exemple, en cas de tension normale. Cela équivaut à des pressions exercées par une colonne de mercure de 120 ou de 60 millimètres de haut. Le premier chiffre correspond à la pression du sang lorsque le cœur se contracte et se vide. Le second indique la pression du sang lorsque le cœur se relâche et se remplit. L'hypertension correspond à une pression trop élevée, elle favorise les dépôts de graisse dans les artères et surcharge le travail du cœur.

Igné : le sel igné est celui obtenu en chauffant l'eau des sources salées, du latin *igneus* : qui a été produit par l'action du feu.

INSERM : l'Institut national de la santé et de la recherche médicale a été créé en 1964. C'est l'unique organisme public français entièrement dédié à la recherche biologique, médicale et à la santé des populations. L'Institut s'est ainsi retrouvé au cœur d'avancées scientifiques et médicales majeures. Il a participé à plusieurs questions de santé publique et de nouvelles perspectives thérapeutiques. C'est en tant que chercheur à l'INSERM que je tente d'alerter les consommateurs et les pouvoirs publics sur les dangers de l'excès de sel.

Insuffisance cardiaque : cette fatigue de la contraction se définit par la perte du rôle du cœur. Or ce rôle consiste à distribuer du sang avec un débit correct dans tout le corps. Il y a insuffisance cardiaque dès qu'il y a diminution de cette fonction essentielle. Au maximum, la contraction est si faible que les conséquences sont dramatiques : le cœur ne peut plus se remplir et ne peut plus se contracter, le sang stagne alors dans le système veineux, entraînant stases et œdèmes… Cette atteinte de la pompe cardiaque produit toujours les mêmes effets, mais peut avoir de nombreuses causes, très différentes : malformations congénitales ou suites d'un infarctus, notamment.

Marais salants : ensemble de bassins de faible profondeur, dits les carreaux, dans lesquels est récolté le sel obtenu par évaporation de l'eau de mer.

NaCl : formule chimique du chlorure de sodium, autrement dit du sel de table.

Ostéoporose : processus naturel qui entraîne une perte graduelle de masse osseuse. L'ostéoporose rend les os de plus en plus poreux et fragiles. Liée le plus souvent à l'âge, mais aussi favorisée par une foule de facteurs, dont l'abus de sel, cette détérioration des os augmente le risque de fractures. Chez les femmes, le risque de présenter une fracture en raison d'une ossature fragilisée par l'ostéoporose est de 40 %, de 13 % chez les hommes. Chez les plus de cinquante ans, l'ostéoporose affecte environ une femme sur quatre, et un homme sur huit.

Pression ou **tension artérielle :** pression exercée par le sang sur les parois artérielles, plus ou moins importante en fonction du débit cardiaque et de la résistance à cette pression opposée par les parois artérielles. Elle se mesure en millimètres de mercure (voir « hypertension »).

Salaison : conservation de la nourriture au moyen du sel. Pour la viande, on frotte les morceaux de viande avec du sel (2 kg de sel pour 10 kg de viande) afin de le faire pénétrer, puis on dépose de la viande dans un saloir en intercalant une couche de viande avec une couche de sel pendant six mois au cours desquels des ferments lactiques développeront un milieu acide garantissant la non-putréfaction des viandes. La plupart des bactéries et autres organismes potentiellement pathogènes ne peuvent pas survivre dans un environnement avec une forte teneur en sel. Les cellules se déshydratent par osmose et meurent ou deviennent temporairement inactives.

Saline : bassin où l'on recueille le sel après évaporation de l'eau de mer (se dit aussi marais salants). Le terme « saline » désigne aussi une installation industrielle destinée à l'extraction du sel par chauffage de la saumure (voir ce mot).

Salt Institute : fondé en 1914, basé en Virginie, cet Institut américain se compose de producteurs de sel. Son objectif est de fournir une information sur le sel et de défendre les intérêts de ses adhérents.

Saumure : produit liquide, obtenu par mélange de sel solide et d'eau, utilisé notamment dans le salage des routes en période hivernale. Un mètre cube de saumure contient 317 kilos de sel et 883 kilos d'eau. La saumure est utilisée, entre autres, pour conserver des aliments, comme les morues ou les olives, pour laver certains fromages ou comme macération pour la choucroute.

Saunier : dans l'emploi moderne, le terme est appliqué à un ouvrier qui travaille dans un marais salant. Autrefois, il désignait un marchand de sel (on appelait « faux sauniers » les contrebandiers du sel à l'époque de la gabelle).

Sel : produit cristallin se composant principalement de chlorure de sodium, provenant de marais salants, de sel gemme ou de saumures. Il répond à des spécifications précises. Chlorure de sodium : pas moins de 94 % de l'extrait sec, non compris les additifs. Cuivre : pas plus de 2 milligrammes par kilo. Plomb : pas plus de 2 milligrammes par kilo. Arsenic : pas plus de 0,5 milligramme par kilo. Cadmium : pas plus de 0,5 milligramme par kilo. Mercure : pas plus de 0,1 milligramme par kilo.

Sodium : élément chimique, de symbole Na et de numéro atomique 11. Métal alcalin mou et argenté. Inconnu à l'état de corps pur dans la nature, mais abondant sous forme de composés, notamment dans le sel.

Systole : période du cycle cardiaque durant laquelle les ventricules se contractent afin d'éjecter le sang dans les artères (voir « Diastole »).

Brève bibliographie

Agence française de sécurité sanitaire des aliments. *Étude Individuelle Nationale des Consommations Alimentaires 2006-2007.*

http://www.afssa.fr/Documents/PASER-Co-INCA2sel.pdf

The American Medical Association *urges immediate Food and Drug Administration action to reduce excess salt in food,* 2007. http://www.ama-assn.org/ama/pub/category/18178.html

Beer-Borst S, Costanza Mc, Pechere-Bertschi A, Morabia A. *Twelve-year trends and correlates of dietary salt intakes for the general adult population of Geneva, Switzerland.* Eur J Clin Nutr. 2007.

Bergier Jean-François, *Une histoire du sel,* Presses Universitaires de France, 1982.

Denton Da. *The Hunger for Salt.* Springer Verlag Heidelberg, 1982.

Institut de veille sanitaire. *Étude Nationale Nutrition Santé 2006.* http://www.invs.sante.fr/publications/2007/nutrition_enns/RAPP_INST_ENNS_Wcb.pdf

Institute Of Medicine Of The National Academies Of Sciences. *Dietary References Intakes for Water, Potassium, Sodium, Chloride, and Sulfate,* 2004.

http://books.nap.edu/openbook.php?isbn=0309091691

Labbe Christophe et Recasens Olivia, *Overdose de sel dans l'assiette des Français. Pourquoi le gouvernement laisse faire,* Le Point, 16 février 2001. *Écoutes : Un scientifique sous surveillance,* Le Point, 11 janvier 2002.

Loria Cm, Obarzanek E, Ernst Nd. *Choose and prepare foods with less salt : dietary advice for all Americans.* J Nutr 131 : 536S-551S, 2001.

Meneton P, Jeunemaitre X, de Wardener He, Macgregor Ga. *Links between dietary salt intake, renal salt handling, blood pressure, and cardiovascular diseases.* Physiol Rev. 85, 679-715, 2005.

Meneton P., Jeunemaitre X., Menard J. *Sel et hypertension : le dossier s'épaissit*, La Recherche, 312, 50-56, 1998.

Meyer P. *L'Homme et le sel*, Fayard, 1982.

Programme national nutrition santé. *Hypertension artérielle, alimentation et mode de vie : état des lieux et pistes pratiques*, 2006.

http://www.sante.gouv.fr/htm/pointsur/nutrition/actions42_alimentation.

Que Choisir. *Trop de sel caché.* N° 380, mars 2001. *Toujours trop de sel.* N° 446, mars 2007.

Rose Geoffrey, *The Strategy of Preventive Medicine*, Oxford University Press 1992.

60 millions de consommateurs, N° 431, octobre 2008.

Volatier Jl. *Enquête individuelle et nationale sur les consommations alimentaires*, Éditions Tec et Doc, Paris, 2000.

World Health Organization

Technical Meeting on Reducing Salt Intake in Populations, 2007. http://www.who.int/dietphysicalactivity/reducingsalt/en/index.html

Diet, nutrition and the prevention of chronic diseases, 2003.

http://whqlibdoc.who.int/trs/WHO_TRS_916

Reducing risks, promoting healthy life, The World Health Report 2002. http://www.who.int/whr/2002/en/whr02_en.pdf

Table des matières

Achevé d'imprimer sur rotative
par l'Imprimerie Darantiere à Dijon-Quetigny
en novembre 2008

Dépôt légal : novembre 2008
N° d'impression : 28-1713

Imprimé en France

Tous nos titres et nouveautés
www.editionsfavre.com